让爱照耀“妥妥”的世界

——解读抽动症

海夫人　著

海南出版社

·海口·

图书在版编目（CIP）数据

让爱照耀“妥妥”的世界 ：解读抽动症 / 海夫人著
. -- 海口 ：海南出版社，2023. 5（2024.8 重印）.
ISBN 978-7-5730-1139-8

Ⅰ. ①让… Ⅱ. ①海… Ⅲ. ①小儿疾病－神经系统疾病－防治 Ⅳ. ①R748

中国国家版本馆 CIP 数据核字(2023)第 080190 号

让爱照耀“妥妥”的世界——解读抽动症

RANG AI ZHAOYAO “TUOTUO” DE SHIJIE——JIEDU CHOUDONGZHENG

作　　者：海夫人
策划编辑：吴　键
责任编辑：庄秀颜
封面设计：黎花莉
海南出版社　出版发行
地　　址：海南省海口市金盘开发区建设三横路 2 号
电　　话：（0898）66822109
印刷装订：海口景达鑫彩色印刷有限公司
开　　本：889 mm × 1194 mm　1/32
印　　张：8.625
字　　数：163 千字
版　　次：2023 年 5 月第 1 版
印　　次：2024 年 8 月第 2 次印刷
书　　号：ISBN 978-7-5730-1139-8
定　　价：42.00 元

彼时彼刻，“妥妥”的幸福

——一位曾经的“妥妥”的心里话

对很多人来说，“妥瑞氏症”是个陌生的词。即使是它的另一个较通俗一点的名字——抽动症，也许也只有少部分人听了会恍然大悟般地“哦……”一下，似乎有一些记忆。但到头来，对它的了解依然是懵懵懂懂。

之所以很多人对妥瑞氏症不了解，是因为这种病实在太小众了。但说它小众，其实也不是因为它罕见或是患病的人少。恰恰相反，妥瑞氏症的患者（为方便起见，下文统一用“妥妥”来称呼他们）远比我们所知道的要多得多。

妥瑞氏症，通常也叫作抽动症，简单直白一些形容它，就是抽搐。它最直观的外在表现就是各种抽搐。这种抽搐通常幅度都不大，在肢体上也往往是局部的，比如肩膀、眼睛，或是抑制不住地想发出怪声。它一般不会损害健康，但它所表现出来的症状往往是难以控制的。

抽动症出现的时期通常在青春期之前，如果你印象中有一些朋友，他们经常没来由地做一些奇怪的动作，或是发出令人匪夷所思的声音，并且频率还比较高，那么他/她就有可能是一位“妥妥”。

直到现在，许多“妥妥”都沉浸在抽动症带来的痛苦中，这种痛苦一部分源于不能自控的沮丧，但更多的则是来自外界施加的压力。这些压力来自路人、朋友，甚至父母，因为抽动的症状在一般人看来太过奇怪了。他们往往要承受很多异样的目光，这些目光对于还未成年的“妥妥”们来说，无疑是令人极其焦虑的。

更重要的是，他们大多自己都不知道这是什么病，周围的人当然也无从知道。他们只知道自己控制不住地挤眉弄眼和怪叫，还要承受周围时不时投来的不知是何意味的目光，这些心理压力又会加剧他们的症状。这就是为什么“妥妥”的数量其实比我们知道的要更多，因为他们之中有些人，出于羞愧、焦虑，选择隐瞒、竭力克制。这当然是没有用的，他们很快就会发现，越克制，症状越严重。而父母们因为对抽动症缺乏了解，通常还以为是什么怪病，甚至以为孩子中了邪，去医院也没得到什么有效的治疗方法，最后只好放任，或是强行压制。

有些幸运的孩子，过了青春期，抽动症会好；而有的人直到成年，这种不可名状的怪异冲动依然会跟随着他们。那么，他们又该怎么面对这样的生活呢？

我小时候也有抽动症，不过我是幸运的，在我母亲的努力下，几年的时间里它就稳定了，然后在青春期前后彻底好了，当时的很多事我都印象深刻。我记得当时表现的动作有眨眼、缩脖子，据我母亲的描述，我当时还会浑身像扭麻花一样一紧一松、前走后退之类的。有时我在外面玩的时候，偶尔能听到边上的大人在议论：“你看那孩子……”当然，他们没有恶意。还有一次在学校，那时候是小学，我们在走廊里排队，我又忍不住地龇牙咧嘴。大概看上去挺狰狞的，有个同学便问我：“你刚才在干啥？感觉要吃人。”说罢还模仿了一下，我顿时尴尬极了。好在周围比较吵，没什么人注意到我的窘迫，我赶忙敷衍过去。

我儿时对自己的症状并未太在意，在别人眼里也许只是个好动的小孩罢了。我本人对旁人的关注也没有太多意识，所以当时也并不觉得难受。但是，对于年龄更大、动作更严重的孩子来说，来自四周的目光和声音是令人恐惧的，因为他们能意识到别人在看自己，哪怕那些目光和声音中只有好奇，也足以让他们在不断积累的焦虑中迷失。

海夫人本就在抽动症方面分享了很多年的经验和知识，积累了不少心得，也帮助了很多因为抽动症感到困扰的孩子与父母们。而这本《让爱照耀“妥妥”的世界》，就像是一扇门，通向“妥妥”们不为人知的内心世界。

在书的前半部分，收录了一些“妥妥”所分享出来的自己的感受和关于抽动症所带来的各种经历；在书的后半部分，则细细介绍、描述了抽动症，如关于它的“是什么”“为什么”与“怎么做”。

在分享经历的这些“妥妥”之中，有的人一直努力并且颇有成效，症状对生活的影响越来越小；有的人则依旧与抽动症相依相伴，既经历了过往的时光，还将经历往后更多的日日夜夜。

当你读完他们的故事，不难发现，这些“妥妥”有一些共同点：敏感，进取，并且执着，而抽动症所带来的困扰会使他们与外界交流的机会减少。因为别人的歧视、排斥，自己的烦闷、羞耻，这时他们会用更多的时间思考、感受，时间久了，心思自然逐渐变得敏感；而进取和执着，则是因为只有积极的心态才能帮他们维持乃至改善如今的生活。抽动症就像一块大石头，若是没有积极的态度，本就艰难的斗争无疑会雪上加霜。就如书中提到的曾柏颖，中学时选择了跳楼，但奇迹般地活了下来，他自己也说："毁灭还是重生，很显然我是重生了。"他坚信这份幸运是来自某种自己注定要完成的使命，这种信念支撑着他。而同时，我也毫不怀疑有相当数量的"妥妥"们，他们消极，没有斗志，既没有为自己创造出光，也没有等来外界的光，如此的结果便是任由自己枯萎、湮灭。

第一次了解到他们的故事时，我感到同情、心疼，因为我曾经也是其中的一员，而我幸运地离开了那份痛苦，他们却仍然在泥泞里挣扎。但几乎是立刻，我又感到敬佩，并为我自己之前那种居高临下的同情感到羞愧。他们在战斗，在与一只看不见摸不着的恐怖怪物战斗，他们需要理解，需要鼓励，却绝不需要同情。

我应当对你们说的是，这本书不只是写给"妥妥"们的，更是写给"妥妥"们身边的人的，尤其是父母或家人。症状的发作本就有原因，那时的"妥妥"惊慌、迷茫，倘若父母、伴侣或其他家人也跟着焦虑、不知所措，"妥妥"会更加无助，而他们失去的安定感恰恰是这时最需要的。成年的"妥妥"，症状之所以一直持续到成年，也常常是因为父母的不理解和暴躁的对待，让他们经年累月地沉浸在令人焦虑和不安的环境中。来自亲近的人的压力不曾消除，自己又更加难以消解它们，一切必然会愈演愈烈。

另外，我们每个人也许都是某个“妥妥”现在的或是将来的朋友。他们也许症状轻微，让旁人察觉不到；也许羞于启齿，用一些其他理由掩盖过去；又或者是已经不在乎般的坦然从容。无论是哪种情况，他们都会下意识地害怕别人的歧视和指指点点，也会期待着理解和包容。这本书正是在描述着、实现着这件事，它摘下抽动症身上神秘的纱，向人们展示：抽动症就是这样，它只是这样。

恐惧和焦虑来自未知，当更多的人了解抽动症，并且学会如何温柔地对待每一个“妥妥”，属于“妥妥”们的阳光才会冲破云层照在身上。或许有一天，一个“妥妥”对待自己的抽动症，就像对待一些烦人的小噪音一样一笑而过；与人谈论起它时，也如同谈论自己得了个湿疹一样平静。大家既不慌乱，也不紧张，没有“妥妥”会因此被剥夺什么，或是被迫承受什么。

彼时彼刻，才是我们希望见到的并为之努力的“妥妥”的世界，因为那已是一个被爱照耀着的世界。

青鱼

2022年12月26日

目 录

第一篇 “妥妥”的故事

第二篇　抽动症不可怕

结语　生命中的礼物

第一篇

“妥妥”的故事

海夫人，2009年1月开始在网络上分享关于抽动症常识、康复，以及个人成长、育儿的相关内容。

2016年12月，出版了第一本书《爱是最好的良方》(青岛出版社出版)。

2019年5月，出版了第二本书《看见才是爱——看得到的问题，看不见的伤害》(简称)《看见才是爱》(青岛出版社出版)。

现在，在这第三本书里，海夫人将分享成年“妥妥”的故事，以及带大家走进抽动症，了解抽动症，让大家知道抽动症并不可怕，问题的本身就藏着答案。有时候，一件事情是契机，也是福祉。

附注：“妥妥”，源于生活中有些人对患有妥瑞氏症的人的称呼，因为觉得比较亲切，故本书中也使用了该称呼。妥瑞氏症，也称抽动症，多见于儿童和青少年。因为现实生活中，多用抽动症的说法，也更易于理解和接受，故在本书中，也统一使用“抽动症”这个比较笼统的名称或说法。

皓峰：我努力，我自信

2015年12月，海夫人在青岛举办了第一个抽动症的线下分享交流会。皓峰（化名）从北京赶来参加，然后当天返回北京。

皓峰是当时来参加这个线下分享交流会的为数不多的成年“妥妥”，并且上台做了分享。

皓峰说，当得知海夫人要办这个线下分享交流会时，他对这个分享交流会还是很心动的，所以用了几天时间把他这些年的经历、体会做了整理。

前一天皓峰还在纠结着要不要来，但第二天他还是非常爽快地请了假，赶来参加海夫人的这个分享交流会了。

海夫人在线下分享交流会现场第一次见到皓峰时，发现他衣冠整洁、彬彬有礼，一看就是一个努力上进并对自己有要求的人。

皓峰一直关注海夫人，经常看海夫人分享的文章。

皓峰说，他挺感谢海夫人的，因为海夫人一直在坚持分享抽动症的有关内容。

皓峰在现场看到其他小“妥妥”的家长，也感受到了那些家长的焦虑和矛盾。其实这些他之前也面对过，他的父母当年就搞不懂他的抽动症症状，一直认为是坏习惯，老是批评他。

皓峰说他特别渴望能有更多人知道抽动症，了解抽动症，因为只有这样，将来的小“妥妥”才会有一个更加宽容的环境，才能有一个更加光明的未来。同时他也有点矛盾，加上他个人工作性质的原因，他无法公开自己是一个“妥妥”，他的同事们也基本没人知道他是一个“妥妥”。

皓峰也很希望“妥妥”们能共同努力，他觉得在“妥妥”这个群体中，大家共有一份爱和责任，都应去普及抽动症的基本常识，让更多人了解抽动症，从而减少歧视和误解。

皓峰的自述

我想从我自己的成长经历、体会的角度，分享自己一些不成熟的见解。希望通过分享，给大家一些建议，也希望能够对小“妥妥”的健康成长有所帮助。

我的个人经历

我从7岁开始症状显现。最先是眨眼睛、耸眉，然后是不停地点头、揪头发、下巴颏抽动（抖下巴）、咬牙、手脚抖不停、持续发出“嗯”的声音（一声和四声）。

现在，耸眉、下巴颏抽动、咬牙、手脚抖不停的症状已得到减轻，只有心态极为不好或遇到重大情况时有显现。在平常情况下，只有点头和持续发出“嗯”的声音的症状，但并不特别明显。揪头发基本没有了。

内心的真实想法

症状表现出来时，真的是一种解脱。

症状千万不要克制，越克制越难受。刻意控制不但会让自己更难受，可能还反而会让症状加重。

症状需要依靠自己的心理疏导来减轻，而不是以自我下命令的方式强令制止。

大学毕业后，我开始关注自己身上的这些“坏毛病”，查阅了很多资料，得知自己身上的症状原来是源自抽动症，而揪头发就是拔毛癖（强迫症的一种）。

海夫人：抽动症有两个最常见的并发症，即抽动症并发多动症、抽动症并发强迫症，皓峰揪头发的情况应该属于抽动症并发强迫症的情况。

在抽动症并发强迫症的情况下，强迫症是抽动症的另一种表现形式。直白形象地说，如果一个人是抽动症并发强迫症，那么当他（她）的抽动症症状表现得频繁、厉害时，强迫症症状则会表现得相对轻微；当他的强迫症症状表现得厉害时，抽动症症状则会表现得相对轻微。

当我知道这些症状是一种疾病的表现时，我的心里反而释然了。我不再过多地去想，而是把自己当作一个正常人，也不去理会别人的目光和想法。

现在，这些症状在我工作中还是会出现的，其中的两个症状是日常频繁地点头和发出“嗯”。这在我需要长时间不动时，比如开会或者做工作汇报时会有点干扰到我，平时比较放松的情况下基本没有什么影响。

每次当我意识到症状要出现的时候，我会提前到角落里发作（释放）完，然后再回来继续工作。

有些“妥妥”在面对考试或者在其他重大场合时，或者是在特别紧张、焦虑的时候，症状会出现或者会出现得频繁些。这些都是正常的，只要自己学会调节，症状也并没有那么可怕。

这也是我想给各位家长的建议，不要一味地只盯着孩子的症状。这个行为本身就会给孩子压力，导致症状出现或者频繁。

布拉德·科恩的自传性电影《叫我第一名》放映后，我早早就下载了，书也买了，但是一直不敢看。今年终于鼓足勇气看了，边看边哭。

看完后，和我在看电影前预想到的一样，反而在很长一段时间里成了我的心理负担。

我一直希望忽略症状，把症状当作自己生命的一部分去接纳它。因为我每次意识到这些症状存在时，就会意识到自己的这种不同，内心就会开始排斥，然后每次都会在心里产生负担，进而影响一段时间内的工作和生活。

知道海夫人要办这个线下分享交流会，我犹豫了半天，上周又看了一遍电影《叫我第一名》，最终确定来参加这次分享交流会。

因为我觉得，只有真正有抽动症的人，才能切身感受到这种旁人无法体会和想象得到的痛苦，把它讲出来，才能帮助到更多的人。

我知道海夫人为什么反复提醒、告诫家长不要关注孩子的症状，不要盯着孩子的症状，因为家长的过分关注可能会成为孩子的心理暗示，症状因此会成为孩子的心理负担，这样肯定不利于抽动症的康复。但是家长的担心也不无道理，因为周围的人确实会用不理解甚至歧视的眼光看你。

我想分享的一点是：要清楚自我成长、自我疏导、自我努力的重要性，也就是要有积极正面的心态。

因为我接触了一些成年“妥妥”，他们对自己的抽动症有很多抱怨，觉得这些症状对自己影响很多，因此他们很容易把自己的失败或者不得志归结为是这些症状导致的。在工作中，我认为我努力了、尽力了就可以了，工作中出现没有做好的地方，我也从不把抽动症当作借口。这样的心态让我在工作中取得了一定的成绩。

我这样过来了，依靠自己的努力奋斗和乐观自信，自认为也取得了成功。工作上，我曾多次获得荣誉，主持过重大会议，向各级领导汇报工作，在重要岗位值班，受到领导信任甚至还曾一度在窗口岗位长年工作。

我认为我打败了这些症状对我的负面影响。我也总结了在工作和学习中应对这些症状的方法：

（1）用更加勤奋来弥补症状发生时注意力的不足。

（2）找到方法或捷径代替不能集中精力工作所浪费的时间。

（3）用“厚脸皮”（自信）忽视别人异样的目光。

自信，对于孩子今后的成长和工作非常重要。当今的社会，要敢说、敢问、敢做，敢于不在乎别人异样的目光，这对于取得成功很重要。脸皮厚一些，可以给自己争取到更好的环境，可以在工作中更加主动，可以在生活中让自己更加舒服，例如厚着脸皮砍砍价至少可以给自己省点钱。很多时候多说一句话，就能给自己带来改变。

对父母的认知和态度的改变

我的父母都是教师，他们非常爱我，我也非常爱我的父母。但是在这些症状上，他们却没有从医学、心理的角度去思考和查证，没有想过带我去医院看看，也没有查阅相关资料去主动了解这些症状是怎么回事。他们始终认为它们是坏毛病，因此在我的成长阶段中只是一味地责备，因为症状我甚至还挨过打。

小学的时候，我曾经与父母有过一次深谈，我是哭着说完的。边哭边说，当时各种症状发作，即便如此，父母好像也并未理解我，也没有因此反省自己。

在我小时候的记忆中，父母总是严厉地责备我，还有总是叹气。这些记忆我始终忘不掉，它们在我的成长中影响深远。

不过这也有好处，至少我没有受到药物的“摧残”和各种治疗手段带来的痛苦。那个时候网络还没有普及，一些小医院也仅限于到处贴小广告。

父母的不接纳、不理解，对我的症状总是责怪，导致我和父母之间产生了隔阂，不会对他们说心里话，也因此酿成了我的坏脾气。

除小学那次深谈时我哭着讲述自己的症状和那份难受外，我再也没有和父母交流过关于抽动症症状对个人的影响以及心里的感受，我因为症状在外面受到的委屈也不会和父母说。

长大后，当我得知这种“坏毛病”是一种疾病时，曾有一次鼓足勇气想和父母再沟通一次。那次当我郑重地提出有个事情想跟他们谈谈时，却因为当时他们没有时间而错过了，而错过就永远错过了。后来，直到今天，我也再未主动和父母谈过自己的抽动症。

另外，我也不想看到父母得知真相后痛苦、悔恨的样子，不想让他们再次难过。

我也曾想：是不是要和父母一起再看一遍《叫我第一名》?

所以，各位父母，如果孩子有心主动想交流，请一定要珍惜，那一定是孩子思考了好长时间才鼓足了勇气提出来的。

从父母角度，应该多注意些什么

第一，千万不要责骂或责备，更不能动手。这可能会成为孩子一辈子的阴影，并改变其性格。

每个人都有缺点，但是可怕的是这些症状是会显现出来的。这些显现的症状在我们现在所处的社会中，往往会给孩子的性格带来很大的变化。抽动症对心理的影响有可能会伴随一生。

第二，同时并存的强迫症只要对生活没有太大的影响，最好还是不要要求孩子去改变。

我觉得我强迫性思维中的严格遵守制度和坚持原则，在技术上喜欢较真，喜欢直来直去，过于重视细节……这些对我的工作有很大的帮助，虽然在人际关系方面会受到些影响，但是我可以自我安慰：我们坚持一件事情，并不是因为这样做了会有效果，而是坚信这样做是对的。

第三，要学心理学，帮助孩子认识自己、接纳自己。孩子的自我疏导，至关重要。

有了这个症状，且症状长期不被接纳所带来的负面影响，可能会让孩子的心理产生扭曲，这对他们的健康成长是不利的。而且抽动症患者通常非常敏感，敏感的人遇到事情时心理反应远大于不敏感的人。

一方面家长要学一些基础心理学知识，帮助疏导并化解孩子的心理问题；另一方面培养好孩子积极的人生观、价值观和世界观，积极的人生观、价值观和世界观对于孩子的成长太重要了。

第四，可能家长们在症状初期的一些无意识的行为会对孩子有过伤害，因为刚开始大多数家长一般都难以接受孩子出现的这些症状，会出现排斥心理。但是，家庭对于孩子们来说，仍然是最温暖的港湾，在家绝不能因为孩子这些症状而让他们再受委屈。有外人或亲戚注意到或说起这些症状时，要时刻保护好孩子。家庭永远要成为孩子的依靠和港湾。

第五，孩子因为这些症状在外受的委屈，如果家长自身也不接纳，那么孩子是不会和家长说的。家长在这方面一定要注意，无论怎样都需要从内心去接纳孩子的症状，这样才能真正成为孩子的“大后方”。

家长要多观察，一定要细心注意孩子的言行，如果和平常不一样了或者症状频繁了，那可能是他们在外面或学校里遇到事情了。但是不要急于诱导孩子说出来，孩子不想说的事说出来会更难受，应该用关怀让孩子知道不管遇到什么挫折和困难，都有父母的支持。

我们当然无法保证社会上每个人都高素质、有爱心，但是我们一定要让孩子知道，父母永远爱他们，支持他们，是他们坚强的后盾。

第六，一定要多鼓励孩子，增加孩子自信。有成绩就要鼓励，而且要毫不吝啬。

当孩子主动说出来自己学习上取得的成绩时或生活中表现优异的地方以及认识到自己的优秀品德时，一定要鼓励，一定要认可，一定要支持。

第七，一定要多带孩子到大自然中去玩，如去名山大川和海边，让孩子多运动，这样有利于疏导孩子，而自然环境能够明显缓解孩子的焦虑。这也是海夫人的观点，我非常赞同，我就是个明显的例子。每年暑假父母都要带我出去旅游，心情好，状态好，我的症状也极大地减轻了，性格也好多了。直到现在，每当面对大海，我也会随之春暖花开。

第八，父母一定要明白，有这些症状的孩子，如果做到了一般孩子做到的事情或做得更好，那一定是比一般孩子付出了更多的艰辛和努力的，一定要及时肯定孩子。

跟家长谈谈我对抽动症的认识和感受

我很幸运，我生长和生活以及工作的环境始终在知识分子的圈子里，所以我身边的环境并没有对我造成多大的伤害，只是在小学和初中时由于个别同学的一些不理解，以及在高中时由于学习上的压力偶尔让我的症状更明显一些。

在此，我还想再跟家长们谈谈我的个人感受。

第一，不要把孩子送到与孩子成绩不匹配的学校，症状频繁且明显的情况下带来的学习障碍真的难以解决。我在小学和初中时成绩都是班上的前十名，因此当时在学习上很有自信。高中时，我上了重点学校，可以说来到这所学校的同学成绩都是不错的，我成绩在这里提不上来，这让我感到没有自信，从而导致症状发作更加明显。高中时，也是我所有症状全面发作的时候。如果我上的是普通高中，我的成绩应该仍能排在前面，学习压力也会小一些，或许我的症状也会缓解一些。

记得以前，我做数学题，尤其是需要进行缜密的逻辑思考或关系推导时，一阵点头、抖下巴，基本上思路就断了，只能重新开始思考；做英语阅读题时，同样当症状发作时，脑海中在阅读时翻译过来的中文意思也混乱了，只能重新再看一遍原来的地方。现在，当症状显现时，已经不会对我的思考产生多大的干扰了，这也是我经历了长期的努力和觉察才实现的。

第二，给予孩子自信的简单方式，一是刚才说的不断地给孩子鼓励，二是在生活品质上尽量给予孩子自信。这一点我自认为穿着是最简单的方式，即通过着装让孩子自信，让孩子穿得干干净净、整整齐齐，孩子自然会显得自信些。穿脏衣服或者穿着不得体，同时再有一些症状，会让其他人对自己的孩子更加有看法。

第三，尽量给孩子提供一个美好、友善的环境，这样的环境利于孩子的成长。

第四，让孩子自己努力。有这些症状，有人会说不能玩航模，因为在点头的那一瞬间，航模就栽到地上了。我觉得，无论是玩航模，还是做其他的事情，让孩子自己努力很重要，可以带着孩子玩，或带着孩子学习。当孩子依靠自身的努力取得成绩时，孩子的自信会提高，主观能动性和进取的意识会得到迸发。

第五，学会心理调节，拥有好心情。这些症状会因焦虑而恶化，家长的焦虑也会直接影响孩子。孩子也会受到环境的影响，例如环境不平和而导致症状出现或加重。

孩子的成长阶段，至少家长要给孩子创造一个好环境，让孩子有一个好心情和积极向上的态度，同时更重要的是也要让孩子自身学会心理调节，让自己拥有好心情。

一场电影或者一曲古典音乐，或许就能给我们带来好心情。虽然有可能是一时的，但是却非常有效。

第六，关于是否让孩子知道自己的症状或者“坏毛病”是一种疾病的问题。对于我个人来说，以前我一直不知道我身上的症状是一种疾病，就认为是一种改不了的坏毛病，这样也挺好。如果我小时候知道这是一种疾病，我可能会有比认为这是坏毛病更大的心理负担，或者把自己曾经的失败都归咎于此，以此为自己找借口。

我自己认为，如果孩子不主动问，18岁成年前，家长可以不告诉孩子；18岁成年之后，家长则有义务、有责任向孩子全面讲解该症状，让孩子知道这其实是一种疾病。

海夫人：是否告诉孩子这些症状是因为抽动症，需要因人而异，需要因环境而采取相应的方式、方法，具体的在海夫人的《爱是最好的良方》一书中有分享。

第七，社会的宽容很重要。我是一个从小就有这些症状的孩子，当我融入社会时，我发现社会还是足够宽容的。可能我不像科恩那样会发出奇怪的声音，但是对我个人身上出现的这些症状，至少在北京这样的大城市，我接触的各个层面的人群，除少数几次外，大部分是有足够的宽容度的。

其实我也很纠结在飞机、动车上，如果我症状发作时该怎么解释，邻座乘客会如何看我，说到底也还是我内心还不够强大，我也还没有完全彻底地接纳这些症状。

所以，社会的接纳和了解，需要我们所有“妥妥”共同努力去争取。海夫人一直在做这件事情，大蒋、果果也都在努力，同时我个人也会积极贡献自己的力量。另外，加上各位家长的奉献和社会很多人共同的关心，相信几十年后，我们的社会是能够给我们患有抽动症的孩子一个健康的成长环境和更加宽容的空间的。

我们该做些什么？

结尾的时候，我想分享自己经历的一件事情。

有一次吃饭，我注意到一位父亲带着女儿坐在一个角落，女儿有症状。

我觉得这个父亲应该是个高级知识分子，应该可以沟通一下。因此，在这位父亲起身拿东西的时候，我简单地问了一下，而他似乎并不知道女儿身上的症状是一种疾病。然后，我找借口和他们在一桌吃饭。吃饭的时候，我的症状也“发作”了。小女孩一下子就注意到了，我看到她两眼放光，就是那种“我不再是一个人”的感觉。这种不再孤独的感觉，我也曾经深深体会过。

接下来我慢慢地引导小女孩问我的这个情况，然后我就边吃边解释我的这个症状是怎么回事，又讲了我的经历，告诉她这其实不可怕。这个过程中我就当不知道小女孩有同样的情况，当然最后我也没有说这是一种疾病，只是说这是一种会伴随自己长大的小毛病。

最后，我又怕她父亲记不住病名，把这个病的学名写下来交给他。

整个吃饭的过程，这个父亲就在一旁，一句话也没有说，但是我走的时候我看到了他的表情——应该是快哭了。

我说这个例子是觉得，很多父母能知道孩子有这些症状并知道这是抽动症，这至少是好事，但是还有大量小“妥妥”的父母不知道。

我们有责任、有义务让更多的父母知道，并且让父母知道要怎样正确面对孩子的症状，这样对孩子们成长是件好事。

如果我的父母之前就能够知道那些症状并不是我的坏毛病，我不是故意做那些动作的，我的童年也许就没什么阴影，会更加幸福了。

多读书，充实内心

最后，我还想提个建议，那就是让我们的孩子多读书。读书可以化解烦闷，净化心灵，同样可以缓解症状。

人读书越多，内心越强大，越不会被外在的环境所困扰，越不会被孤独所影响，因为书籍逐渐在我们的心灵里建造了一个完全独立于外界的王国。

当孩子们的心灵里完全拥有这样一个王国的时候，他们会有足够坚强的灵魂去承受一切。至少我从书中建立了自己的心灵王国和庇护所，让自己足够强大。

我还想强调孩子的自信和乐观的心态是多么的重要，作为父母首先要自信和乐观，才能进一步感染孩子。

同时，我也希望我的个人经历以及我的自信和乐观，能够对受这些症状影响的正处于成长期的孩子们有所帮助，让他们有一个健康的心理和对社会、对自己成长的期望。

要告诉孩子们，曾经让你难过的事情，总有一天是可以自己笑着说出来的。

最后，再次感谢海夫人常年所做的努力！

皓峰

2015年12月

生活中与皓峰的交流

通过在青岛的第一次分享交流会，海夫人和皓峰认识了。当时在分享交流会现场只有短暂的交流，那天皓峰从北京赶到青岛，然后当天返回，逗留的时间比较短，来也匆匆，去也匆匆。

在皓峰分享完自己的经历之后，海夫人和他有过交谈。海夫人告诉他，对于强迫症不能强硬地去克制，这种强硬的克制如同将鼓起的包硬生生地打下去，表面看这里是被打平了，但是这个包可能会在其他地方再次鼓起来。

第一次参加这样的分享交流会，并且现场基本都是小"妥妥"的家长，本来就性格内敛的皓峰显得更加沉默少言，但是实际上他是高兴的。这个群体总算因为某些人的力量聚到了一起，他相信这是一个好的开始。这个群体完全可以通过自己的努力，获得和普通人一样正常、自然的对待。

2015年，在参加了海夫人举办的第一个线下分享交流会后，海夫人和皓峰偶尔会在QQ或者微信上交流。

2019年，上合峰会在青岛举办，皓峰随领导来青岛出差，并联系了海夫人。晚上，海夫人和老公来到他入住的酒店，等皓峰忙完工作上的事情后，一起来了海边。

那夜的海，风平浪静。四五月的气候不冷不热，青岛五四广场周边的建筑为了迎接这个盛会，全部加了灯光秀，画面唯美，流光溢彩。

当你遇到一个懂你的人，你是不是会比较放松？皓峰和海夫人在一起时就有这种轻松惬意的感觉，就是那种和自己人在一起的愉悦和轻松。

皓峰兴致挺高地讲他的工作、生活，甚至讲到他的学生时代。大家就像人群中相遇的同类，无须刻意隐瞒什么，对对方也丝毫不设防。

大家闲聊着，海夫人也跟皓峰谈论着自己生活中的点点滴滴。

皓峰告诉海夫人，每年的某天，他都会在天还没亮之前开车赶到天津滨海新区天津新港某处等待黎明。他就一个人在车里等候太阳升起来，跳出地平线，然后他会在那一刻默默地祈祷。当太阳完全跳出地平线，完成祈祷的他会立刻掉头，开车往回赶，赶回去上班。

每年的那一天，他都会这样跑一趟，因为他有一个朋友在那里曾经发生的一次大爆炸事故中丧生了。他们俩本有约定，等他来天津的时候，就一起去天津新港码头看日出。朋友说在那里看日出很美，承诺一定要带他去看。

然而，朋友走得非常突然，“轰”的一声巨响，带走了包括他在内的一百多条生命。当天皓峰就曾经开车赶到事故现场附近，只是无法靠近。

后来，他就每年在这一天赶来看一次日出，每次都会告诉朋友：日出很美。

海边微风习习，海夫人边聆听着皓峰的讲述，边沿着海边缓慢前行。海浪温和地拍打着海岸，那天晚上皓峰言语甚多。

不自怨自艾，但是没法放松

海夫人和皓峰最初聊得最多的就是抽动症，以及皓峰的抽动症并发强迫症的情况。

海夫人经常告诉皓峰，要主动地自我觉察和了解，去觉察自己的焦虑、紧张情绪和想法等。我们不需要对这些焦虑、紧张情绪和想法进行评判、分对错、归类，我们看到就好。

海夫人曾不厌其烦地反复提及这些内容，皓峰坦白说他做不到。

皓峰承认海夫人所说的抽动症这股力量无法被消灭，只能转移或者转化。他每次在外面感觉到有症状要发作时，总会找一个僻静没人的地方，一次性释放出来，然后可以保持一段时间的平稳状态，所以别人基本不知道他有抽动症。如果遇到发声，他也会借机掩饰，假装咳嗽或者找一个无人的地方发出来。

皓峰说，如果太闲了，反而能更明显地感觉到这股力量的躁动，会难受，动作会出来，脾气和情绪也会上来，所以他总是尽量让自己充实，把时间排得满满。精力消耗出去了，反而不那么难受了。

皓峰对自己的要求比较高，有点像有强迫症的完美主义。他认为他如果不要求那么高，说不定反而会过得更快乐，家庭也会更幸福。但是当他看到比他高一个层次的群体，比他更努力、更自律，比他对自己的要求更高时，他做不到降低自己的要求……焦虑就是这么来的，而焦虑最终需要通过强迫症或者抽动症的方式转化出去。

皓峰的生活一直有条不紊、充实丰富，他努力上进，自律自强，家庭责任感和社会责任感都强。皓峰的工作能力得到领导的肯定和欣赏，如今婚姻幸福且已有一个可爱的孩子。妻子比较理解他，每逢遇到他想看而又刺激的电影，他们常常选择夜场并且是最后角落的位置，妻子坐外面他坐里面。那个时候他会全身放松，看电影的过程中会随着电影情节全身抽动。

皓峰多年来习惯了在人前克制压抑，因此在外人面前，他没有什么不同。他的方法很简单，就是在人前尽量克制压抑，实在压抑不住的时候，便找一个没人的地方，使劲把动作做出来，彻底释放一下。每次使劲做完动作、彻底释放后通常能管一阵子。只有和家人以及熟悉的人在一起时，他才会放下警戒，放松自己，呈现“妥妥”本来自然的状态，该抽动的时候自然抽动，需要清嗓子的时候自然清嗓子。

皓峰和海夫人在一起通常会放下警戒，同时忘了自己是个“妥妥”。因为无论他怎么动，海夫人都不会介意。实际上海夫人看过的抽动症症状和了解过的抽动症症状，比皓峰身上表现出来的要多得多。

皓峰积极努力，个人也热心参与到关爱“妥妥”这个群体的活动中，大蒋拍摄国内首部真实反映抽动症人生活的纪录片《妥妥的幸福》时，他也是默默支持并给予资助。

皓峰希望自己能够充满正能量，能支持的他尽量支持，能帮助的尽量帮助，能出力的尽量出力。他身边的人感受到的始终是他的努力、坚持、进取、不放弃和不自怨自艾，但是他确实做不到海夫人所说的那种高度保持自我觉察的状态和那种由内而外的通透带来的轻松。

皓峰从未以抽动症为借口让自己颓废，或对生活充满抱怨、不满，抽动症的存在对他而言类似一个激励或一个紧箍咒，所以他的生活紧张而有序。

皓峰经常表示“妥妥”们只要能努力，并且积极、阳光、向上，然后彼此团结，相互鼓励和支持，他相信“妥妥”们的世界会是一个沐浴阳光的世界。

海夫人和大蒋认识是因为大蒋要拍摄国内首部反映抽动症人（即“妥妥”）生活的纪录片。

大蒋的自述

我是大蒋，中国首部反映“妥妥”生活的纪录片的组织者和拍摄者，在此聊聊自己的抽动症，以及心路与心得。

第一次发觉自己有很多小动作应该是在学前班的时候，那个时候和很多小“妥妥”一样，都是由眨眼开始的，但症状并不严重。

家里人也是到处求医问药，但那个时候医学不发达，并没有得出个所以然来，也没有吃过西药，但经常要喝苦苦的中药汤和不情不愿地去扎针灸，一直到初中。

因为儿时我的症状并不严重，所以比较幸运的是没有遇到同学和老师的歧视或被“贴标签”，但有被同学模仿抽动动作和声音的经历。

坦白地讲，一部分同学的这种行为让我非常不舒服，但自己又无力反驳，毕竟我也不知道到底是什么原因让我抽动。

关于我的家人对于我儿时和少年时期抽动症的态度，我不想写得像血泪史一样。母亲在无数次求医问药和治疗无果之后，也是放弃了对我的治疗。现在看来，母亲当年的放弃其实也算是歪打正着地停止症状加重对我的伤害吧。因为放弃，所以母亲也就不再经常盯着我的症状看了。反而父亲会一直迫于面子等原因不愿接受现实，再加上他望子成龙的心态，在学业上对我有过打骂式的教育，这也许是让我的抽动症直到我成年也仍在发展的一个诱因吧。不过现在父亲已经对当年的不当教育悔悟并也以他的方式向我道了歉，父子俩在抽动症上的“过节”算是解除了。

至于症状的成因，我真的不想在此多说什么，也不要再问我怎么形成的这样的问题。因为即使你知道了，那又如何？纠结于症状成因对“妥妥”自己来说，又有何意义呢？

抽动症曾经在我上中专的时候给我带来过一些烦恼，那个时候我会觉得是不是会因为抽动症而找不到女朋友，不过那个苦闷的想法被我后来夺得校园歌手大赛第一名的喜悦一扫而空了。从那以后，虽然还是没有所谓的对我暗送秋波的女生，但我得以经常在学校的各大晚会上登台演唱，而因为唱歌，我的症状暂时减缓了。

毕业以后的求职与工作也算是顺利，因为症状并不严重，所以没有遇到过被面试官因为症状而将我拒之门外的事情。只是曾经在一起共事的同事都知道他们身边有个经常喜欢动，时不时会弄出点动静的大蒋。上街的时候偶尔会有人因为听到我发出的声音而回头看我。坦白讲，我也习惯了，毕竟好奇的眼神还是占了大多数。

到上海工作后，在参加一个朋友举办的派对时，被一个好心的美国小哥告知我的症状是Tourette Syndrome（妥瑞氏症，也称抽动症）。第二天在我咨询、查阅了国内外关于抽动症的资料和信息后，终于可以不用去看医生就确定这个让我如此好动的“坏毛病”的名字了。坦白讲，那一刻我并没有天塌下来的苦闷，而是异常的开心，有一种豁然开朗的感觉，原来它有个名字叫“妥瑞氏症”。既然是一种病症，那就没有必要再抱怨什么了，毕竟它不是我养成的“坏毛病”。

附注：首次对Tourette Syndrome进行详细描述与命名的，是法国医生妥瑞。人们在他于1885年提出的8个病例报告中发现了相关描述。在国外，就是以这个医生的名字命名此症的，即妥瑞氏症，也称妥瑞综合征或抽动秽语综合征。在国内，根据此症的特点，通常称为抽动症，本书中也主要采用了该名称。

于是，当时我给家人打了电话告诉他们关于抽动症的事，并给他们寄了《叫我第一名》这本小说的中文版。也就是从那以后，家里人对我的这些症状的态度有了再次的转变。只是母亲在得知我还是单身的时候，时不时地会说："儿子，是不是你要求太高了？别要求那么高，你又有这个'症'，找个差不多的就行了呗。"我每次听到这的时候，总会调侃一样地跟她说："你儿子是个正常人，凭什么我因为这个'症'就要降低自己对另一半的标准和期待呢？"

2014年年底，决定辞职做自由职业的我，打算拍一部关于"妥妥"的纪录片。因为我了解到中国有几百万"妥妥"，而很多人对抽动症却一无所知。于是便有了你们可能看过的《妥妥的幸福》这一部四集纪录片（关于这部纪录片背后的故事和内容介绍，网络上有很多文章，这里不再描述了）。

在拍摄这部纪录片时，我和里面的主人公们朝夕相处。在那些日子里，我对抽动症也有了重新的认识。

跟台湾的妥友、花艺大师吴尚洋的接触，让我深知：作为成年"妥妥"，要做那个最真实的自己。我虽然控制不了自己的症状，但我却可以掌控我的人生。

从当年那个18岁的少女果果那里，我看到了一个勇敢、自信的女孩子惊人的转变：说出自己是个"妥妥"并不可耻。

从带着两个小"妥妥"的妈妈那里，我感受到了"抽动症是上天的礼物"这句可能现在还不能被很多家长所接受的感悟的理由和它背后的那些温暖。

而在和海夫人相处的时光里，除让我目睹了她辛苦付出的酸甜苦辣之外，也让我明白"爱，才是最好的良方"

的真正意义。

是啊，爱并不是万能的，但它的确是人类解决诸多问题或很多病症的一种良方。

我的故事到这里也差不多结束了。我也知道，可能一篇文章、一部电影或纪录片并不能马上让你对自己的症状或孩子的症状的态度来个180度的大转弯，但衷心地希望你正走在去迎接真正的自己的这条路上。

大蒋

2019年6月

说说纪录片《妥妥的幸福》

国内首部真实反映“妥妥”生活的纪录片《妥妥的幸福》播出后是有人喜欢，有人挑剔。不同声音或者不同意见的存在是好事，正好能让我们反思并反省，然后努力做得更好。

大蒋，一个有梦想、有追求的“妥妥”成就了一件非常有意义的事情——拍摄了国内首部真实反映“妥妥”生活的纪录片。

这部纪录片《妥妥的幸福》一共有四集，大蒋在极其简单的条件下，靠着两台摄像机拍摄完成。他也没有助手，征集角色、拍摄、打光、录音，以及后期剪辑等工作都是他一个人完成。

这么好的一部纪录片，角色、内容、画面、音乐等，无论从哪个角度看都是一部优秀的纪录片。

让我们来还原一下大蒋拍摄纪录片的整个过程

很早以前，大蒋第一次看《叫我第一名》的时候，一个人躲在房间里抽泣了很久。无论是小“妥妥”的家长还是成年“妥妥”，在看完这部励志片后都同样有深深的感触。

在《叫我第一名》中，主人公Brad Cohen求职受挫，去打高尔夫球时因为他不由自主的发声行为又被请走。从童年时期开始，他的爸爸就不能接受和理解他的症状，总认为他是故意的。但是，这些挫折并没有打败他，也没有让他停止追逐梦想和美好的生活。他坚持努力不放弃，在求职的过程中他也不隐瞒自己有抽动症的事实，包括后来他和父亲深谈，告诉了他父亲这些症状是抽动症带给他的，它们是不可控的。由此，他获得了父亲的理解和支持。再后来，他交友时，也告诉了女友他有抽动症，所以会有一些奇怪的动作并会发出奇怪的声音。

看完《叫我第一名》，大蒋就萌生了要拍摄国内首部反映“妥妥”生活的纪录片的想法。因为《叫我第一名》中主人公所经历的许多事情，大蒋也同样经历过。大蒋觉得抽动症不该成为“妥妥”们自卑、压抑和不被尊重或者躲起来的理由，他们和《叫我第一名》中的主人公一样，有权利选择自己的生活，有权利追求理想和幸福。那个时候，他还在某公司做电脑平面设计工作。

后来在和朋友的交往过程中，大蒋数次提起自己的这个想法，他得到了朋友们的大力支持。朋友们都觉得这是一件非常有意义的事情，作为有抽动症的人，为自己和这个群体发声，说出来做自己，站出来做自己，这样勇敢的行为让人佩服和欣赏。

有了朋友们的支持，大蒋更加坚定了信心。

2014年年底，大蒋辞去工作，并于2015年4月开始为纪录片做前期的准备工作。刚开始，朋友帮他找了一个赞助商。不知道是不是该公司对他这个公益行为比较赞赏，所以决定资助。最开始大蒋的内心是轻松的，因为不用担心费用问题。

接着，大蒋开始为纪录片做总体规划和设计，比如：一共拍几集，每一集的主题和需要反映的是什么，需要选择一个怎样的主角，每一个阶段的拍摄需要耗费多少时间和金钱，等等。

《叫我第一名》这部影片反映的是成年“妥妥”的生活，而大蒋自己本身也是一个成年“妥妥”。大蒋想要表达的是“妥妥”这个群体集体的心声和他们面对的现实，以及这个群体可以汲取并保持的励志态度和精神。如果想要被别人尊重，被别人接纳，我们首先要自己尊重自己，自己接纳自己，自己爱自己。爱和尊重的出发点首先在我们自己。抽动症不应该成为我们抱怨和颓废的理由，我们需要让抽动症成为礼物而不是惩罚。

大蒋对纪录片角色的征集从成年“妥妥”开始。大蒋积极发布相关信息，和成年“妥妥”联系，并在2015年开设了关于“妥妥”的第一个微信公众号“妥友之家”（微信号：tsfhome）。刚开始一切都很顺利，包括角色的征集和出资人经济上的资助。

在征集成年“妥妥”角色的同时，大蒋也在征集未成年“妥妥”角色。他觉得如果只是反映成年“妥妥”的生活，这部纪录片是不能代表整个群体的。

如果不是因为征集未成年“妥妥”角色，海夫人也没有机会认识大蒋，因为大蒋为了征集这一角色需要接触家长，于是有家长很自然地告诉了大蒋关于海夫人的事，以及海夫人一直分享抽动症知识的网络博主的身份和她的“沐浴阳光群”。就这样，大蒋和海夫人联系上了。大蒋告诉海夫人自己准备拍摄纪录片的想法，海夫人非常支持并为此高兴，因为这是一件有益于这个群体的事情。

海夫人多年接触家长，知道很多家长之所以会不惜一切代价给孩子“止抽”，很大一部分原因就是无法面对孩子的症状，害怕孩子的症状被人歧视、嘲笑。但是很多多动症孩子的家长却不担心这个问题，他们不用躲着藏着，可以很自然地告诉老师、朋友、亲戚孩子有多动症。一旦说出孩子有多动症，家长和孩子都会感到轻松，因为别人可以理解孩子的频繁动作和无法安静的状态了。

我们抽动症孩子的家长就没有这么幸运，大部分家长都是小心翼翼地藏着掖着，甚至很多是高度紧张，生怕孩子的症状被人发现，被人质疑。家长这样的心态给孩子的压力是无形的，而通常这种情形每天都在上演但家长却不自知。作为家长都无法接纳孩子有抽动症这一事实，你又怎么去要求旁人接纳并理解你的孩子呢？

任何事情都不会一直是一帆风顺的，海夫人刚在微博、QQ空间和群里发布纪录片征集角色的信息没多久，大蒋就告诉海夫人出资人突然改变主意了，决定不资助了。这就意味着已经辞去工作的大蒋还需要为纪录片的拍摄费用想办法，所幸的是大蒋并没有因此就停止努力，他仍然继续着所有的工作。

朋友后来给大蒋出主意，说可以通过众筹的方式筹得最基本的费用。海夫人被大蒋的坚持所感动，也真切希望国内第一部关于“妥妥”生活的纪录片能够拍摄成功，因此海夫人和他的朋友们一样，一直支持大蒋，支持他拍摄这部纪录片。

在众筹的过程中，大蒋和他的朋友们非常努力，做过路演，也搞过演讲，以期获取大家的支持。海夫人也通过自媒体平台向小“妥妥”的家长呼吁，这部反映“妥妥”生活的纪录片需要大家的支持和共同的努力才能够完成。

最后，大蒋通过众筹的方式筹得资金5万多元，这里面有着众人的期待和关注，然后大蒋开始了他辗转多地长达半年的拍摄历程……

大蒋，为你点赞！

2015年8月，海夫人和同学在广州聚会，离开的时候问了一个懂拍摄的同学，因为海夫人并不了解拍摄纪录片所需的费用。海夫人的同学告诉她，据他的了解，专业的影视公司制作纪录片的话，最基本的费用算在一起是一分钟一万元，也就是大蒋拍摄这四集的纪录片总共时长150分钟，150分钟的基本费用就是150万，按这样算的话，那么大蒋实际众筹的费用只是这个基本费用的三十分之一。

大蒋从前期准备、路演、众筹到后来的拍摄，再到后期剪辑，然后进行网络推广和平台投放，这期间将近一年多的时间大蒋都无法工作，因为资金有限，所有的工作基本都得靠他一个人完成。一年多的时间如果工作，他可以获得不少收入，但这一年多他完全投入到这个纪录片中，没有报酬，他也没有指望报酬，因为这是他的心愿，是他努力想要完成的事情。

谁能否定他的付出呢？谁能否认这是国内首部真实反映"妥妥"生活的纪录片呢？谁能否认这部花费大蒋一年多时间和心血的作品是优秀的呢？靠着两台摄像机，他一个人能把纪录片拍摄得这么好，场景、画面、内容，以及剪辑都如此的好，这是海夫人看过的最好的公益类纪录片。

大蒋，为你点赞！

纪录片《妥妥的幸福》

《妥妥的幸福》第一集《我就是我》，拍摄的是台湾颇具影响力的年轻花艺师吴尚洋。在纪录片中，大家肯定有看到吴尚洋不断的肢体动作和古怪的发声，但是大家肯定同样能看到他在台湾花艺界的成就。吴尚洋曾经参加过素有“花艺奥斯卡”和“花艺奥运”之称的由法国花艺学院举办的大赛，而他是第一位获得冠军的亚洲人。

吴尚洋的成长并不一帆风顺，因为抽动症，他不被爸爸理解和喜爱。他自己也有讲，他抽动厉害的时候，他爸爸会打他耳光。他爸爸去世的时候他16岁，他没有哭，但是在后来的岁月里他一直在努力证明自己。

吴尚洋经历过药物治疗，但是仍然无法改变的现状让他后来放弃了药物治疗。

吴尚洋的生活没有规律，热爱花艺的他经常没日没夜地工作，大蒋在跟踪拍摄的过程中都很难适应，觉得太辛苦了。吴尚洋可以晚上只睡一两个小时，第二天就赶火车或者飞机去某个地方讲课或参加活动。如此没有规律透支身体的习惯，也是导致吴尚洋症状频繁不断的原因。不过他已经完全不在乎了，他需要用这样燃烧的方式活出他自己。

《妥妥的幸福》第二集《说出来，做自己》，拍摄的是广州18岁的女孩果果。在纪录片中，大家肯定有看到她展示她的药箱——一个并不小的药箱。她自己也有讲她吃过很多药，药物甚至曾导致她记忆力减退。

果果的原生家庭并不幸福，父母离异，妈妈带着她离开老家来到广州。妈妈的情绪化和暴躁对她的影响就是她也同样情绪化和暴躁。

大蒋在拍摄期间多次看到她和她妈妈之间发生冲突，果果的妈妈非常希望自己的女儿能好，将来能找一个好的对象。果果的妈妈并不能理解这些动作，也不喜欢，她觉得这样会没人接受她的女儿，所以10年来她就是不断带着女儿治疗。她所希望的就是消灭症状，她没有时间也没有能力来思考果果为什么会这样。

但这对母女的感情却又非常微妙，争吵只是一种特殊的生活模式。果果爱她的妈妈，妈妈也疼爱自己的女儿，争吵过后，母女二人还是可以说说笑笑的。因为母女二人知道，宁可争吵，也比互不讲话的冷暴力要好很多。

但是，上天对果果也是公平的，18岁的她，因为这些症状学会了如何变得坚强，学会了如何去体谅别人。而也是她的朋友们，还有知识的力量，让果果走出抽动症的阴影，去选择告诉身边的人自己身体里面的抽动症，这也是为了让自己不必活在被外人猜疑的世界中。也正是这个转变，让果果找到了真实的自己，又做回了那个活泼、快乐的女孩子。

《妥妥的幸福》第三集《上天的礼物》，拍摄的是杭州一个抽动症家庭。这个家庭中的两个孩子都有抽动症，这恐怕是这四集中最温暖、最感人的一集，因为这集里面有两个可爱的孩子。

董女士和丈夫在面对孩子的抽动症上也是经历了很多，大儿子小虎刚开始一直是药物治疗，但药物治疗的效果不理想。小虎的爸爸也有讲过，这些症状不是一直都有，是阶段性的，表现一段时间然后平稳一段时间。

药物治疗不理想，恰好那时又看到了海夫人的文章，董女士和丈夫便商量着给孩子停药，然后反思平时对待孩子的教育方式。

董女士的哥哥也有抽动症，她的哥哥在19岁的时候自愈了，她的两个孩子应该是属于遗传，虽然董女士并没有抽动症。

董女士有一个幸福温暖的家庭，她的丈夫是一个温和且有力量的男人，在妻子难受的时候时常会鼓励、安慰她。他们在反思家庭教育后积极做出改变，爸爸多陪伴孩子，妈妈改变以往的表达方式，尊重孩子。

在拍摄的过程中，小儿子海宝症状表现频繁，这些在纪录片中都有展现，但现在两个孩子病情都已经稳定，小儿子海宝没有吃过药。

这一集纪录片也让许多没有抽动症的普通儿童的家长们感同身受并深受启发。他们会反思，真正的良好的家庭亲子教育难道不就应该是像片中所呈现出来的这样子吗？他们看到的董妈妈也曾在教育上有过错误，但后来及时纠正并完善了自己。孰能无过呢？只要及时反思并纠正过来就好。这也是让许多普通儿童的家长们最感动且觉得真实的所在。

《妥妥的幸福》第四集《爱是最好的良方》，拍摄的是网络博主海夫人一点一线的简单生活和博主事业上遇到的挑战与问题及其应对方式。

海夫人从2009年1月开始在网络上分享关于抽动症的经验、心得和体会，并且一直持续不断地分享，和家长们接触交流，并建立了“沐浴阳光群”。

简单的事情认真做，重复的事情用心做，海夫人分享传播正确、正面面对抽动症的理念和方法，在帮助家长的同时自我也得到了成长。

海夫人的书《爱是最好的良方》《看见才是爱》由青岛出版社出版，这两本书是海夫人多年心血的结晶，书中真切传递的是小“妥妥”们的心声，书能让迷茫中的家长找到方向。

纪录片呈现的是真实的生活，它不是专业的科普片或治疗推广片，我们从纪录片中看到并感受到的是每位主人公在生活中呈现出来的真实状态。而正是这样的反映真人真事的纪录片，才能够引发民众的同理心，而非同情心，因为普通民众也能够从每一集的主人公身上联想到自己曾经抑或是现在经历的坎坷、困境、伤痛，并从主人公们面对人生难题的态度中得到共鸣和启发。其实抽动症只是这部纪录片的外衣，其内核是：人在经历苦痛时，该以何种态度去面对并化解苦痛。世上没有绝对的糟糕事情，硬币都有两个面。即使是顽疾，在它的背后也有曙光，但你要去努力寻找它。

吴尚洋完全接纳了他的抽动症，毫不在意自己的抽动症会在什么时候出现症状。

果果从原来的逃避、不接纳，以及因为害怕被人嘲笑而长时间宅在家里不出门，到后来大胆勇敢地面对这一切。

海宝完全没有镜头的概念，他会在对着摄像机帮妈妈梳头发的时候说："那原来哥哥做错了什么你就会一鞭子打过去……要是我，我就不会打，我会说的……但是你就打了……"

大家肯定希望看到该纪录片继续跟踪的后续部分吧，比如：果果能否遇到一个真爱她并且接纳她的抽动症的人？小虎和海宝长大后会怎样？海夫人是否会继续当网络博主进行分享？

我们都是做了一件事情

海夫人在一段比较长的时间里一直做着同一件事——用文字分享亲身经历、体会和验证了的事实。海夫人的自媒体平台〔海夫人的微信公众号"HFRCDWX"、海夫人的新浪微博，海夫人的QQ（615739433）空间〕上近千万的文字，都是海夫人的心血和努力的见证。很多家长因为海夫人的文章不再迷茫和困惑，也因此找到了方向，有了信心，生活更加幸福。海夫人替孩子们写了一封长长的信，这个约定早就存在，海夫人只是做了这件事以完成约定。

大蒋花费一年多的时间和精力拍摄了纪录片，他用纪录片分享了对抽动症的理解和看法。纪录片只是要让更多的人了解有这样一个群体的存在，他们一样有梦想，有选择、追求、表达的权利。大蒋用纪录片的方式完成了他的心愿，并借由拍摄纪录片这件事帮助自己成长。大蒋也在这一年多的拍摄和制作过程中，收获了很多用金钱难以买到的经验。

我们都只是做了一件事情，一件可以帮助更多人的事情。

"妥妥"这个群体的真实存在

《妥妥的幸福》是"妥妥"这个群体真实存在的表达，这部纪录片是为了告诉大家，社会上有这样一群人存在，他们会有一些奇怪的动作，但是这不妨碍他们同样可以有梦想、有追求，不妨碍他们做自己，从而成为优秀的人。

我们发出自己的声音是要告诉更多的"妥妥"，对于抽动症，我们可以阳光地接纳，站出来做自己，我们不必要躲起来，更不要因此害怕、自卑。

我们发出自己的声音是要号召更多的"妥妥"，我们属于同一个群体，我们可以团结互助，彼此温暖。

我们不需要自欺欺人，很大一部分人的抽动症都会在青春期时得到好转，但是也会有少部分人不仅不会好转反而会加重。对于这部分的"妥妥"来说，抽动症可能会终身相伴。纪录片《妥妥的幸福》最想要帮助的正是这少部分无法痊愈的“妥妥”们，还有那些还在成长中的小“妥妥”们，我们的共同努力和呼吁是为了小“妥妥”们能有一个宽容的环境，这样更利于抽动症儿童的康复。

在《妥妥的幸福》第三集《上天的礼物》中，大家有看到，因为董女士积极正面的沟通，小虎的班主任对待小虎的方式是理解接纳、温暖友爱的。因为董女士，小虎的班主任从不知道抽动症到懂得和明白，这个过程就是在向大众普及抽动症的过程。只有了解了才会懂得，才会理解，才不会有误解和歧视。小虎和海宝的老师都能够理解他们的身体动作和发声行为，这对小虎和海宝的康复都是极为有利的。

海夫人相信每个家长都很愿意为我们的孩子做这样的呼吁和努力，希望我们这一代人的努力能够换来以后的抽动症儿童们不再躲躲藏藏，不再自卑、自怜，让他们能和别的孩子一样健康快乐地成长。

大蒋在上海举办的首场抽动症患者公益音乐会

2017年春末，大蒋在上海举办了首场抽动症患者（“妥妥”）公益音乐会，上海的“虎咖啡”提供了场地赞助，大蒋的一些上海朋友（非“妥妥”）做了志愿者并参与了公益演出。

海夫人当时也赶去上海参加了这场属于“妥妥”的音乐会。

这是大蒋举办过的最贴近“妥妥”真实生活、最亲民的音乐会。

没想到会有这么多人来参加，“虎咖啡”分里间和外间，里间前面是演出场地，后面分上、下两层，都坐满了人。“虎咖啡”里间的场地完全不够用，后面来的人只能站在外间听听音乐。

在音乐会上：

一个8岁的小“妥妥”表演了古典吉他演奏。

一个17岁女孩在音乐会现场表演了节目，连唱带跳的那种，表演的那一刻有点惊艳全场的感觉。因为那份热情洋溢，因为那份洒脱自然，因为那份落落大方，女孩显得一点都不怯场，自信满满。她染黄的披肩长发，随着她的起舞而飞扬。

一个21岁的男孩自弹自唱了一首他自己写的励志歌曲《快乐歌》。

一个学音乐的西安妥友和一个小提琴手一同演绎了《一支幸福的歌》(《一支幸福的歌》也是大蒋的纪录片《妥妥的幸福》的主题歌)。

儿时有抽动症现在已经痊愈的说唱音乐人Boss Adam带来了精彩的嘻哈说唱。

上海南北乐队的荷马先生以及主唱北戈也带来了精彩的原创民谣演唱。

大蒋和组织音乐会的小伙伴们演绎了周杰伦的《星晴》和常石磊的《音乐爱我》。

一个小“妥妥”的父亲边弹吉他边唱了自己的原创歌曲，嗓音一级棒。

“妥妥”们有的是自弹自唱，有的是和着伴奏深情演唱，有的是随着音乐欢快起舞。我想在这个小小的舞台上，他们想呈现和表达的都是最好的自己。每个人都渴望被看见，每个人都渴望他人的理解，尤其是“妥妥”们。

这样一场来自民间的小小音乐会，高潮不断。大家如此热情、投入，喜欢并享受着这个过程。因为人太多，里间小小的表演场地被围得水泄不通。海夫人偶尔会去里间瞅一眼，而大部分时间则在外间和人交流，并时不时地倾听里间飘出来的欢快音乐，以及感受不断高涨的气氛。

音乐会前后，包括音乐会时，大家相互交流，场面很是亲切、热闹。

音乐会上的交流

音乐会上，一个17岁开朗活泼的女孩来到海夫人面前问：“你好！你就是那个海夫人吗？”

海夫人笑着点头说：“是，我就是海夫人。”

“海夫人，我想问问你……”女孩站定开始说话，但刚开始说话时，手就舞动了起来，并触碰到了我的脸。

女孩赶紧道歉：“海夫人，不好意思，我的症状就是这样，会碰到别人，有时候会打翻别人手里的东西。”

“没关系，没关系，无论你是什么症状，有什么动作表现，我都理解，在我这里不用解释的，我都明白。”海夫人赶紧安慰女孩。

女孩笑了笑，接着开始问：“海夫人，我想问一下你说的不吃药真的能好？”

海夫人听了，笑着问她：“你是不是一直在吃药治疗？”

女孩点头说：“是，差不多吃了10年，但是好像没什么用。”

女孩的手又扬了起来，这次是拍到身边一个上海妥友的肩膀。女孩没过来之前，海夫人正和这个上海妥友在交流。

女孩又赶紧跟这个上海妥友道歉，海夫人和这个上海妥友笑了笑，告诉她，没关系的，放轻松些，我们都了解。

正说着，一个河南的妥友拿着手机过来了。河南妥友刚过来站好，女孩的手又开始动了，这次一下子拍打在河南妥友的手机上。海夫人和河南妥友一起接着了差点坠落的手机，我们都笑了。

在这个17岁女孩还没有过来打招呼之前，海夫人一直在和一个上海妥友交流，他应该快30岁了，从他的面部表情和精神状态来看，他应该比较少出门。抽动症导致他自我封闭，因为他的主要症状是发声，但是并不严重，也不频繁，毫无疑问他自己主观放大了这一症状，然后不断地进行糟糕的心理暗示，如此就给他自己造就了一个心理牢笼。

今天是他的母亲非要他来，并且陪着他一起来的。他来的时候音乐会已经开始了，如果不是“妥妥”的音乐会，如果不是他的母亲央求说：“去吧，去见见海夫人，见见大家，交些朋友。”估计他是很难自己过来。

海夫人知道这又是一个过分放大自身症状的“妥妥”，自己太紧张，整天自己盯着自己，自己没法放过自己，其实偶尔一点点的症状，不会引起旁人的注意，更不会让别人怀疑什么。但是，如果自己死揪着症状不放，那就没法轻松了。

音乐会开始后，一个广东的妥友独自一人匆匆赶来，他没有进去里间，而是直接过来和海夫人交流。他问：“不吃药真的行吗？症状控制不住怎么办？”

海夫人看了看他，个头不高，瘦小，表情温和，略带紧张。其实他身上没有显露任何症状，即便海夫人这么资深了解抽动症的人，如果他不是来参加这个活动，他不主动开口，海夫人都不会想到他是一个“妥妥”。

他的话暴露了他所有的担心，也意味着为了控制身体症状，他可能比较辛苦，会用种种方法和手段，甚至也有可能因此导致喜欢独处的性格。比如，这次就是他独自一人从广东赶来上海参加这个音乐会。

海夫人笑着问他：“一直辛苦地控制症状，累不累？为何不尝试更好的办法来自我调整，面对症状，与症状和平共处？”

他低下头叹一口气说：“怎么可能不控制，被人看见，被人知道怎么办？”

音乐会后的聚餐

音乐会后，我们一大帮人去聚餐。

我们这样一群人走在上海繁华的街头，上海这样一个国际大都市，每天人来人往，车辆川流不息。我们这些“妥妥”——来自五湖四海的“妥妥”，有幸聚到了一起，何其幸福，何其快乐！

来自湖北襄阳的22岁的“最亮的星”，激动、兴奋并略带憧憬地说：“我希望抽动症以后就像感冒一样，每个人都知道，每个人都了解，大家都不奇怪，我们无须解释，我们不用面对各种怪异的不理解的目光，并且希望抽动症也能像感冒一样，比较容易好……”

他说完追着大蒋问：“大蒋，你说是不是？大蒋，你说是不是？”

我们大家一起回答了他：“嗯，是的，会的。”

“最亮的星”高兴得无以言表，每个人都能感受到他的兴奋。

到了餐厅，我们围坐在一起，服务员看到桌上碗筷不够就赶紧给我们添。

一张大桌子上，我们的“妥妥”们挤得密密的，另外一桌是大蒋那些过来帮忙的朋友（非“妥妥”）。

菜上来后，大家端起酒杯，共同祝贺这次音乐会的成功举办和圆满结束。

“最亮的星”估计是太兴奋、太激动了，动作开始出现，他的拳头“啪”的一下打在桌上，桌面上厚实的玻璃发出非常清脆的响声。

我们其他人差不多是异口同声地说：“没关系，没关系，想砸就砸。”

“最亮的星”估计从来没有在症状出现的时候，听到过这么懂他、这么暖心的话，他一低头把那杯酒一口干了。

“我今天真是太高兴了！”“最亮的星”干完那杯酒，把酒杯放在桌上，幸福地感慨着。

“是啊！今天真是太高兴了，都是自己人。”河南妥友接着说道。

“大家放松，好好吃，好好喝，大家都辛苦了！”大蒋连忙招呼大家。

“大蒋，你才是最辛苦的，你要多吃。”西安妥友拍了拍大蒋的肩膀。

大家齐声说：“是啊！大蒋辛苦了，从筹备到组织，得花多少时间和精力啊！大家一起举杯，一起敬他一杯酒！”

“啪！”“最亮的星”拳头又砸到桌上，我们大家有点像彩排好似的，又一起说：“没关系，没关系，想砸就砸。”海夫人甚至轻轻捶了一下桌子大声说：“想砸就砸，有什么！”

河南妥友更主动，他真的砸了一下桌子，大声地对“最亮的星”开玩笑道：“没关系，想砸就砸，砸坏了，我们赔，没关系，使劲砸。”

这样的场面，这样的懂得，估计是每个“妥妥”都希望拥有的环境。在这个环境里，有看见，有懂得，有包容，有理解，有回应，而不是有古怪的眼神看着你，像看一个怪物。

“最亮的星”眼睛里泪花闪闪的。

实际上有了爱和包容、理解和看见，感觉到幸福的“妥妥”反而可能容易以最轻松的状态出现最少的症状，而有了我们的理解和包容，聚会上“最亮的星”后面也再没有出现症状，没有拍桌子，也没有其他的肢体抽动，即便他喝了白酒。

借着这次音乐会，我们就像是过了一次大年。

"机器猫"的故事

2009年1月海夫人开始在网络上分享抽动症常识及抽动症康复的相关内容，2009年6月"机器猫"（网名）就找到了海夫人。为什么速度如此之快呢？因为一直以来，"机器猫"大部分的时间和精力都是在寻找，寻找可以治疗好抽动症的医药或者方法。

"机器猫"就是想治疗好自己，"机器猫"不喜欢抽动症。

"机器猫"就这样和海夫人在网络上认识了，可以说他是海夫人认识最早的成年"妥妥"。

这么多年来，无论是在网络上，还是在现实中，"机器猫"一直都在试着寻找能治疗好自己的方法，无论什么方法，如中医的中药、按摩、针灸，西医的西药、手术等。

我们在网络上刚认识的时候，"机器猫"

27岁。

“机器猫”执着的求医问药的过程

为了治好抽动症，“机器猫”一直执着地求医问药，从8岁开始吃药治疗到23岁。

“机器猫”：我是6岁开始有抽动症的。

海夫人：什么时候开始吃药的？

“机器猫”：8岁开始吃，吃到23岁，所以我完蛋了。

海夫人：那你现在的感受是什么？我是说身体上的感受。

“机器猫”：抽动，然后就是精力旺盛，思维混乱、跳跃性强……现在需要钱去治疗，所以我必须先赚到钱再去治疗，我自己觉得是药的副作用……

这是海夫人和“机器猫”的一小段聊天记录。

“机器猫”6岁确诊抽动症，8岁开始吃药治疗。在成长过程中父母带着他去了很多城市治疗抽动症，天南海北地看病，治了很长的时间。

“机器猫”说家里的钱为了给他治抽动症都花得差不多了，他基本一直都在吃药（如安坦片、氟哌啶醇片、泰必利等）。他的父母和他都认为只要坚持吃药、坚持治疗就一定能好，就这样这些药从8岁吃到23岁。直到有一天，他觉得再这么吃下去会毁了自己，所以他才决定不吃药了。23岁那年，“机器猫”停掉了吃了多年的药。

虽然“机器猫”自己停掉了所有的药，但是他依旧没有放弃寻找方法去治疗自己的抽动症。“机器猫”在网上找到了海夫人，我们第一次网上交流时，“机器猫”就直白地问：“海夫人，你有没有办法让我好？我就是要治好自己的抽动症，我一定要治好自己的抽动症。”

“机器猫”有“妥妥”们共有的特点：敏感，情绪化，聪明。

“机器猫”对未来还是有梦想的，他最大的梦想就是挣很多的钱彻底治好自己的抽动症。通过10多年的药物治疗，“机器猫”知道吃药难以治好这个病，他希望能通过其他的治疗方法治好自己的抽动症，让自己变回正常人，然后找个媳妇好好过日子。

“机器猫”现在除上班拼命地挣钱以外，就是学习，学很多东西，比如：他学经络知识，他觉得通过食疗和经络按摩很有希望治好自己的病；他研究股票，因为他希望能通过炒股挣到很多的钱去治自己的病；他还研究人，去学会和人打交道；等等。

“机器猫”跟海夫人说，如果有人能治好他的抽动症，花几百万甚至上千万元他都愿意。

“机器猫”说他的人生本有一个特别美好的蓝图，但是因为抽动症，一切都破灭了。本来生活可以那么美好，为何要有这个该死的症状呢？抽来抽去、动来动去的，像个魔鬼，莫名其妙的！“机器猫”特别痛恨自己这样，觉得为什么偏偏自己有抽动症，为什么会这样动来动去的。

“机器猫”的父母为了给他看病可以说是花费不少，全国的大医院几乎都走遍了。“机器猫”大学毕业后唯一的改变就是原来是父母带着他求医问药，现在是他自己到处钻研，继续求医问药，执着的想法从开始到现在都不曾改变过，就是希望治好自己的抽动症。

“我要挣很多钱，一定要治好自己的抽动症，否则就不活了。”“机器猫”经常这样跟海夫人说。

海夫人曾这样问过“机器猫”：“你差不多一直在治疗，在吃药，如果治疗有用，吃药有用，早该有效果了；如果这个治疗没用，吃药没用，你吃多少年不也是一样吗？”

海夫人这么问的时候，“机器猫”只是感叹道：“哎！你不知道我的家庭、我的爸爸妈妈……”

暴躁强势的妈妈，沉默压抑的爸爸

“机器猫”发过一些小时候的照片以及全家的照片给海夫人看，“机器猫”小时候真是长得非常可爱，大眼睛，五官端正，人见人爱。

“机器猫”说自己小时候特别顽皮，因为顽皮没少挨揍。

“机器猫”的妈妈属于事业型的女强人，在当地是小有名气的裁缝，能干、强势，但脾气暴躁。裁缝这个职业在现在可能不算什么，但是在20世纪八九十年代是非常吃香的。小时候“机器猫”想出去玩、逛街或者买好吃的，他妈妈从来没有时间带他去，总是把他托付给邻居或者亲戚。

妈妈对待他的方式是动不动就吼一顿，要不就暴揍一顿，通常暴揍后他能安静老实一会儿。

“机器猫”小时候实在太皮了，妈妈又忙，故而就只能这样了。

对于抽动症，他的妈妈不能理解，因为太忙又没有时间去琢磨，导致“机器猫”一点头妈妈就是一个巴掌呼过来。

然而，妈妈挣了钱就是带着他到全国各地看病，为了看病跑遍了大半个中国。

“机器猫”大学毕业后很少回家，他不愿意回家，因为家里的气氛让他难受。

他看到父母的关系和状态会觉得不舒服，妈妈的脾气暴躁得像个火药桶一点就着，而且抱怨特别多。爸爸沉默少言，压抑，显得郁郁寡欢。他觉得家里不该是这样的，但是他又无能为力，谁也不会听他的，也不会因为他而改变什么，于是他也就很少回家，到现在基本不回家。

15岁的时候，一个魔鬼进入了他的身体

“机器猫”说，15岁的时候，一个魔鬼进入了他的身体。

之前都还好，抽动症虽然一直有，但是不那么难受，感觉也不特别强烈，但是从15岁开始，“机器猫”有了非常明显的感觉，用他的话说就是：一个魔鬼进入了他的身体，抽动症的感受变得很强烈。

之前，抽动症对“机器猫”没有太大、太直接、太明

显的影响，但是15岁后，这种影响变得直接而明显。

“机器猫”每隔一段时间就会发一阵“疯”，脾气暴躁、易怒，情绪恶劣、糟糕，“机器猫”发泄的时候会砸东西、怒吼，什么都不管不顾，失控得像个“魔鬼”。“机器猫”的这个情况，他非常熟悉和要好的朋友都知道，这个时候他们都会说，那个“魔鬼”来了，于是朋友会离他远点，他们知道他发泄完就没事了。

其实并没有什么“魔鬼”，只是因为“机器猫”一直都是单纯针对症状的“努力”罢了。他身心本该需要正常自然表达的部分基本被压抑了，而且他的原生家庭里没有疏导的意识和疏导的环境，妈妈暴躁，爸爸沉默、压抑。这么多年来，“机器猫”都是通过外在方式比如吃药控制身体症状，而家庭环境也没有从情绪和心理上给他包容的空间和疏通的出口，所以对“机器猫”而言，多年来身心都是闭锁的。这就好像一直有一种作用力从身心两方面把抽动症这股力量封闭关起来，而关起来并不会让这股力量消失。

抽动症仿佛“妥妥”自身一股不和谐的会妨碍“妥妥”的力量，有点类似于体内有股火，会让你烦躁、难受。当这股力量在体内遇到瘀堵发生冲撞的时候，你就会有身体上的抽动或者情绪上的表达。无论是身体上的表现还是情绪上的表达，最好的方法是疏通。疏通瘀堵让这股力量自然健康地流动表达，差一点的方法就是释放，不要硬憋着，硬憋着会影响人自身，人会很难受。

当“妥妥”年龄小，抽动症这股力量不强烈的时候，外在力量或许能占上风，症状能控制；但是当“妥妥”渐渐长大，如果之前你都是以逃避的方式不去面对，那么到了青春期，无论你想不想面对，这个时候你就很难通过什么方式藏着掖着了。

“机器猫”说：“反正15岁后我完蛋了，这个‘魔鬼’隔段时间就会来兴风作浪，不了解、不熟悉我的人，如果撞到我‘发疯’，他们都会害怕，觉得我有病。这个该死的‘魔鬼’，不知道从哪来的，跑到我的身体里，并住进我的身体里。我知道的，这个‘魔鬼’一旦发作我就会‘发疯’。确切地说，不是我要‘发疯’，是这个‘魔鬼’要我‘发疯’。”

“机器猫”体内确实有了一股妨碍他的力量，他自己难以从外界消灭这股力量，因为这股力量就属于他自身，只有通过自身的努力去面对这股力量，通过自身的力量去转化或者转换这股妨碍的力量。如同真假孙悟空，真悟空代表自身积极、阳光、美好的一面，假悟空代表了邪恶的一面；又或者像观音菩萨收服红孩儿的过程，红孩儿由坏变得正直、善良，红孩儿自身的力量在被观音菩萨收服前和收服后经历了自身本性的转变，力量还是那股力量，但是力量从邪恶转为正义。

一次充满希望的治疗

“机器猫”一直希望通过治疗能够治愈自己的抽动症，

聊天的时候，他时不时会这样问海夫人：“海夫人，你说，一定能治好对不对？”

有一次，“机器猫”在网上了解到一个名中医（针灸方面的）后，他就开始问海夫人，并把这个中医的资料发给海夫人，反复问：“海夫人，这次肯定行，对不对？这个医生名气很大，很多人去，我了解了，效果还不错，肯定能治好，对不对？”

然后为了去治疗，他开始攒钱。

其间他反复问海夫人：“通过针灸治疗能否痊愈？我需要的是痊愈。”他表现出信心满满的同时又心存怀疑，所以反复地问海夫人，希望得到海夫人的证实。

海夫人记得每次都是第一时间回答他：“可以暂时缓解症状，但是应该没法彻底治愈抽动症。”

“机器猫”有点急了：“海夫人别这样，给我点信心，我在攒钱，攒够了钱我就去。你说，我能不能好？这个专家我了解很久了，比较值得信任，不是骗人的那种。真的，你相信我会好吗？说吧！说吧！说我一定能好！”

每次“机器猫”问这类问题，海夫人的回答都是一样的：“可以暂时缓解症状，但没法彻底治愈抽动症。面对抽动症最好的办法就是内外兼修，内主要就是自己的努力，外是辅助，单靠外在的手段很难达到根治的目的。”

“机器猫”经常信誓旦旦地说：“我一定能治疗好，现在科技这么发达，我一定会被治疗好的。如果治疗不好，我就不活了。”

钱攒够后，“机器猫”准备去治疗了，去之前还是来问：“海夫人，我要去治疗了，快说，我这次肯定能治疗好，快说，给我有点信心。”“机器猫”很兴奋，特别激动，他认为只要经过几个月的治疗他就能痊愈了，所以在网上和海夫人说话的感觉都不一样了。

“海夫人，快祝福我吧！我马上就要好了，真的，这个医生不一样，我打听了很久，问了不少人了解情况，这个医生的技术、医德都不错，这次我肯定能好。快祝福我吧！”好像“机器猫”只是想想治疗过程，他的抽动症就可以好了似的。

海夫人说：“好，祝福你！祝你早日痊愈。”

“机器猫”去治疗后，一天晚上，他跟海夫人视频聊天，他让海夫人看他的样子。当时他的脖子上套着一个白色的大护脖，海夫人问为什么要套着这个，“机器猫”说因为针灸的时候头不能动。

“你看到我脖子了吗？这个东西得一直戴着，戴着这个是有点不舒服，脖子都没法自由活动，不过我愿意，我很有信心这次会治疗好，海夫人，你说是不是？”“机器猫”不停地讲，边讲边再次向海夫人求证以获得信心。

海夫人笑了笑，问：“要治疗多久？”

“机器猫”说：“要针灸5个月。”

海夫人说：“这么说你要在那里吃住5个月？”

“机器猫”说：“嗯，是这样的，我周围全是来治疗的，都租了房子，吃住都在这里，要不我怎么说这个地方靠这个医院都发财了，这里随便一间破民房就几百上千一个月，而且还一屋难求。”

“医生告诉你，通过针灸能治愈抽动症？”海夫人问了最关键的问题。

“机器猫”停顿了一下，然后说：“……说心里话，这个医生人还是挺好，蛮有医德的，尽管这个医院为了挣钱，广告宣传也是很神效，好像没有治疗不好的。但我刚开始进行治疗的时候，这个医生就告诉我，针灸不能治愈我的抽动症，这个抽动症主要还是要靠自己平时自我调节……所以其实我不怪这个医生，医生不骗人，将实话告诉我了……我就是第一次来时是他看的，后面具体的治疗包括针灸是他徒弟来做，人太多了。”

当时“机器猫”和海夫人聊了一会儿就结束了，结束时“机器猫”信心满满地说：“海夫人，等我的好消息吧！我这次肯定能治疗好。”

海夫人笑了，说：“不用等，已经知道会怎样，你就当花钱出去旅游一场，就当作一次5个月的旅游吧！”

做完5个月的针灸，“机器猫”没有告诉海夫人治疗的效果，如果“机器猫”真的通过5个月的针灸让抽动症彻底好了，他还不高兴得要把房子拆了，他还能不告诉海夫人？

5个月的针灸当然不会一点儿作用都没有，但是可能是第三个月，也可能是半年后，又或者是两年后，一切又都恢复到从前的状态。

估计有两年后，“机器猫”突然又联系海夫人，告诉海夫人他又找到一种磁疗法，觉得效果挺好。他很认真地问："海夫人，你说磁疗法有没有用？"海夫人没回答，也没理他。

又过了几天，"机器猫"又给海夫人发信息："海夫人，你知道吗？我现在躺在一个仪器上，这里的人马上要用磁疗法给我治疗了，我记得你告诉过我的话，我知道不能彻底治愈，我也是对他们说，只要有用，能缓解，能让我舒服一点儿就行。"

"机器猫"只是希望自己不要太奇怪了，只是想和普通人一样，不要有那些莫名其妙的动作。他讨厌他的抽动症。

"机器猫"自始至终都知道自己要努力地学会接纳，但他却从未接纳过自己的抽动症，他总是向医生一味地强调："你把我治疗好啊！"

"机器猫"经常苦闷地问海夫人："海夫人，你说抽动症到底能不能治好？"

反正"机器猫"就是这样，非常执着地坚持着要治疗好抽动症的想法，他希望有什么治疗方法或灵丹妙药，让他的抽动症立刻就治好了，让自己省去了面对抽动症的过程，免去了努力的过程。过程不重要，他只要结果。

"机器猫"现在可好？

"机器猫"可以说是"妥妥"的一个典型：身体抽动、

说秽语、脾气火爆。他的身体既强而有力又充满了困惑，身体里面有股力量在横冲直撞，而他不能掌控。

海夫人曾一直试图靠单薄的网络联系说服他，请他从心的转变开始，用具体的行动帮助自己，比如每天运动，每天写观察日记，他总是不置可否。他需要的是实质有用且能立竿见影的东西，比如，我今天这样做了，坏脾气和恶劣情绪马上就消失了。可是这又怎么可能呢？灵丹妙药也没有这么快。

有时候海夫人说多了他也烦，有一次他一不小心告诉海夫人："你知道吗，我高中的时候，因为有人嘲笑我的动作，我揍了那个人，连刀都动了，我也为此被刑拘了。我们这样被人歧视，不被理解，自身情绪当然糟糕，遇到的次数多了，难免会出事。"

当时海夫人比较惊讶，因为他很少说他生活中的事，除对抽动症比较急躁外，表现出来的都还是比较乐观的一面。

2012年，"机器猫"来到青岛，见了海夫人。"机器猫"是海夫人见过的抽动动作乃至身体动作最僵硬的一个"妥妥"。

海夫人见过的其他成年"妥妥"，身体动作呈现的时候，看起来还是柔和的，还是有流动感和连贯感的。

而"机器猫"不是，他的动作像钢一样，"咔嚓咔嚓"的，有时候身体仿佛机器人一样迅速动一下。

"机器猫"的发声，是突然的，像狗叫，叫喊声带着压抑，是不得不发出的那种，然而发出时又觉得不痛快、不自然。海夫人知道他这其实还是为了保持形象刻意压抑了症状的，可能是因为当时有女朋友在身边。

“机器猫”还有强迫思维，然后是心理阴影。

见了“机器猫”以后，海夫人的脑子里出现了“固化”这个词。他的抽动动作乃至身体动作已经“固化”了，也就是他的这些动作犹如被“石化”了，僵硬而刻板。

当一个成年“妥妥”身体动作已经表现出“石化”般的僵硬时，这个时候想要康复该怎么办呢？

当然要从改善身体“石化”状态开始。一个身体动作出现“石化”状态的人，身体自然也处于僵硬紧绷状态，缺乏柔韧性。我们可以试一下以下几个方法。

第一，运动。运动之前要先进行热身，活动活动筋骨，然后做有氧运动，比如跑步、游泳、登山、打球、骑车、跳绳、玩滑板等。运动需要大量出汗，运动时间可以根据个人体力或体能而定，要运动到感觉身体的每个毛孔都张开了。运动完后，要做足够的休整活动，例如拉伸身体。拉伸身体尽量去拉伸身体各个部位，做到极致。拉伸身体的时候自己会有非常痛快且通畅的感觉。

第二，拉筋，压腿（拉伸腿部筋骨）。这个要慢慢来，每天坚持，提高身体柔韧性。

第三，针灸、按摩、拍打身体。尤其对身体僵硬部分可以有针对性地多做，这些辅助方法无毒副作用，对疏通身体经络，唤醒身体，让身体有感觉并正常运作有帮助。

第四，从僵硬的身体开始观察，观察这些“固化”的动作，观察自己的身体，觉察每个动作来临时身体的感受，然后慢慢地、一点一点地觉察这些“固化”感或僵硬感。通过反复觉察，找到真正的点，然后进行有针对性的训练。首先是从身体方面开始努力，改善身体僵硬的情况，然后是情绪、心理方面。

再后来，“机器猫”还是会继续问海夫人治疗的问题，找到了什么他觉得可信又有用的治疗方法他也还会来问，但海夫人很少回复了。

再后来，“机器猫”结婚了。

渐渐地，大家不再联系，算起来，现在他差不多40岁了。

希望“机器猫”一切都好！

其实抽动症对每个“妥妥”和“妥妥”的家庭而言，都是一个礼物。这个礼物的存在，只是提醒你，你需要比别人更努力，更自然、健康、勇敢地活着，活在当下。

果果：说出来，做自己

果果，《妥妥的幸福》第二集的主人公，目前生活在广州。果果从小有用文字记录自己生活点滴的习惯，我们先来看看她的自述。

果果的自述

我有个不好的习惯，喜欢藏东西，然后想找出来时，总是要花很长时间，却还不一定找得到。像现在，要分享什么人生境遇与人生故事之类的，一时半会儿却想不起要说什么。我没有把人生藏起来，它一直在这里，它包含很多过去，我不想过于自我暴露，这有时令我不安。那些人（部分拿着收音麦、举着摄像机声称要传播故事的记者）喜欢用他们的语言、他们的表达方式来臆想我的经过，呈现出一副想要告诉大家这里有个人得了一种病，她童年时可悲、少年时可怜但青年时自强不息的励志故事的姿态。很多话我也不知道，也没说过。他们使之成为一个议题，然后去消费这个内容。

我的“新朋友”

8岁那年，我把自己藏到柜子里，那是一个很旧的老式台柜，上面放着一台有线电话机。我把自己藏进去，里面有我很多漂亮的衣服，我就躺在那里。还有我的“新朋友”——抽动症，它也和我一起藏起来。我们觉得这很好玩儿，担心被大人找到，又期待着他们能快点儿看见我们，找到我们，带我们出去。

外婆来找我了，她找到了我。可是那个“新朋友”仍悄悄地藏了起来，它就藏在我的身体里——在我的眼睛里、鼻子里、嘴巴里、眉毛里、手指里、脖子里……它怂恿着我，让我做出那些丢人的小动作。它又藏起来了，还没有人发现它，外婆还没找到它。

晚上它睡着了，我也睡着了；天亮了，它醒了，我也醒了；它出去了，有人看见它了。是一位老太太，她说她看见它了，看见它在我的肩膀上、鼻尖儿上、眼角上……老太太很疑惑，老太太没有叫住它，它还在我的身体里，它带着我动。外婆也看见它了，是老太太告诉她的，我不高兴了，我感到郁闷。

那时我8岁了，它是新来的，我可不认识它，我要叫它“新来的”。它很新奇，这里还没有人见过它，谁也不知道它的名字。

现在我知道了，它就是抽动症。

与“新朋友”相处的日子

我10岁的时候读四年级，四年级对我而言还挺好玩儿的。准确地说，在乡下读书很好玩儿，那个时候我是住校的。学校离我家大约3公里，我每周回一趟家，坐人家的摩托车回去，感觉很酷。路上要经过小河、山丘、田地、村庄，下车走路回家的时候我喜欢在路上逗留，和同学玩泥巴、捉蜻蜓。那段时间无忧无虑、轻松自在，可好玩儿了。

四年级时发生了两件事。

第一件事：有一天我爬树去了，是打赤脚爬树，爬一棵大桑葚树。在树上，我看见很多鸭子在鱼塘里游来游去，我爬得很高，简直堪比猴子！我常看科教频道和纪录频道，里面有各种动物，它们也很酷。我就差从这棵树荡到那棵树了。可是，毛毛虫咬了我一身。我的“新朋友”（抽动症）和我在一起，它玩它的，我玩我的。

第二件事：我曾看电视里的孩子玩一种叫作“秋千”的玩意儿，看上去很有趣。我在拱桥尽头边上发现那里有棵很高的枣树，看上去很适合荡秋千。于是我找了一根粗藤蔓，当时还差一块木板用来坐上去，可是木板要打孔，我办不到。那就直接用藤蔓吧！多来几根扭一扭，扭得更粗、更宽。我就这么干，用了好几根藤蔓扭在一起，终于把秋千做好挂上去了。先做个测验，这是属于小孩的测验。

我的同学荡秋千了，我老弟也荡秋千了。他们都很好，秋千也很好。是时候轮到我荡秋千了，可是我却从树上掉了下来——秋千断了！

有人在叫，有人在哭，以为我死了。我没有死，我只是摔得太重了，眼睛睁不开，我的屁股好疼啊，还有我的脑壳也好疼……好了，慢点儿，我有呼吸了，我睁开了眼睛，我还活着。外婆来了，她肯定要骂死我。

四年级暑假时，妈妈回来了，她要带我搬到镇上去读五年级。这是我小学期间读的第四所学校，也是唯一一所离开乡下的学校。我有点担忧，而且我舍不得外婆，外婆也舍不得我。

我跟着妈妈到镇上后接到外公的电话，他告诉我外婆在哭……我不喜欢镇上，啥都没有，这里的小孩好无趣，还有很多作业。妈妈还给我报了数学补习班，放学也不能玩泥巴，我的头都大了。

开学第一天发生了一件事：我的“新朋友”开始调皮了。可能是我没怎么关注它，它不高兴了，它在我的肩膀上“跳迪斯科”，它成功引起了新班主任对我的关注，她问我是不是有癫痫病史。

班主任带着任课老师来我家家访，她们和妈妈嘀嘀咕咕地也不知道在说什么。妈妈才刚回来带我，她根本不知道“新朋友”会在我的身体里做些什么。我觉得家访太无聊了，但我有点担心，担心老师会不会不让“新朋友”进课堂。

我有个新发现，班里有个同学的身体里好像也住了跟我一样的“朋友”，不过我现在还不敢靠近他，因为他的手指和舌头的动作很奇怪，比我的更奇怪。我跟他说话了，他说话有点不清楚。我觉得他说得很辛苦，我听得也很辛苦，我干脆给他写字算了，他的身体里可能住着另外一个很调皮的“朋友”。

这学期过得很快，我们相处得很融洽，他还给我抄数学作业。我不感到担忧了，我确定他是个好人。

五年级第二个学期时转来了一个新生，她妈妈是四川的，爸爸是海南的，在我们这里她显得很洋气。她成绩很好，老师很喜欢她，总是夸她，特别是数学老师（我们的班主任）。

我也喜欢和优秀的学生在一起玩儿，我们经常约到街上打羽毛球、跳皮筋儿，时不时还去她家里吃饭。还有另一个同学，我们仨拉帮结派，我们可是“优秀学生派”。但在不久后，我和她大吵了一架，是什么原因记不得了。为这事老师也一直骂我，可能是因为她数学太好了，而我数学不行。我只喜欢写作文，我也只看作文书和新华字典。“新朋友”也发脾气了，我摔了那位女同学的桌子，但是我骂不过她，她普通话很好。后来，我不跟她耍了。

我的语文老师很喜欢我，我也很喜欢他。他经常念我的作文给全班听，叫他们向我学习。私底下他对我也很好，推荐作文书给我看。在镇上碰见他，他会主动和我打招呼，要我妈好好培养我。后来，他在我的小学同学录上写了“前程似锦”。

五年级最后一周拍了小学毕业照，拍完这张照片，我要进城了，去市里读初中。

“新朋友”已经不新了。

自我暴露

我12岁那年，嗓子里会发出一些独特的声音，眉毛还会跳舞，我的脖子会摇来摇去。

外婆很保护我，让我多在家里待着，说我有病不能经常出去走，会有危险（她可能担心我的身体不干了，自己倒在马路上）。她还抢走我手上的碗，不让我洗碗，怕碗不听话，自己碎了。外婆的眉头永远是皱着的，她很紧张，说我有病。我也觉得我有病，我什么也不干，因为我有病。

时间过得很快，我讨厌过年，他们总是祝愿我身体健康，却从不祝愿我考上清华北大。

14岁那年，我休学了。

我的同桌嘲笑我，他问我是不是吃了摇头丸，并当着全班人的面喊叫，说我吃了摇头丸。他露出可耻的讥笑，我真想给他两巴掌，往他嘴巴里塞一个大石头。我的脖子好像听见他说话，随着他的笑声，我的脖子摇得越来越有节奏感。我把他的书本扔在他脸上，给他两个耳光。他气极了，不过他打不过我，我的身体里有“新朋友”，它的力气可大了。后来，老师来了。

休学期间，我不断写日记与画画，我画了一幅画，别人都夸我画得好，说这可真是可以去当画家了，我简直就是一个大画家！于是，我的家里堆满了彩铅、素描本和画具用品。

最终，我没有当上画家。

后来，我跟着妈妈到了广州。我在广州读书了，读了个技校。我没去考清华北大，这真是遗憾。

我不喜欢同龄人，他们一点儿也不成熟。

我继续写日记，我觉得这样可以让时光倒流。

到广州以后，我越发怀念我的家乡。“留守儿童”“流动儿童”是我新了解的名词。我觉得留守儿童挺快乐的，可是报纸上和手机里的信息总是说留守儿童可怜，好像他们都只是活在这世界上，没有一点儿快乐，其实我的身边一直有外公外婆，外婆很疼爱我。

来广州之前，在老家，我参加了市青少年作文比赛，得了二等奖，据说二等奖有三名。我得到一张奖状，可是这并没有什么用。学校不给我发钱，如果发钱的话我就可以买一张去广州的车票，悄悄地离开这个破地方。

我决定了，我要离开。我的IC电话卡不见了，我借用别人的IC电话卡给我妈打电话。

在老家，外公带我去看病，但看病的人不是医生，他们自称“大仙”。

不能写太多啦，这不是自我暴露了吗？我爸妈处理婚姻危机的方式太差劲了，简直就是场战争。我觉得很可怕，还总是有人不断地问：“你到底要帮谁打仗？”真是些爱看热闹的蠢蛋！

我红了，我现在可是我们镇上的知名人物，因父母离婚而走上了流量之路！

我的“朋友”感觉不行了，它肯定是觉得这一切很怂很孬，所以它生气了，一股很强很强的力量在我的身体里涌动着。

爸爸妈妈的婚姻恶战让我的“朋友”升级了。

说说我的求医经历——我只想知道事实，而不是一味地给我开药，把我当小白鼠做实验

在我无知地一味寻医问药的那些日子里，几乎所有的医生都是给我开药、再开药，甚至让我住院。那些看上去是为我好才给我提供各种治疗方案的医生们，殊不知我需要的不是什么乱七八糟的治疗，我不需要治疗，我只是需要一个真实的不违背良心的阐述。大多数时候，我去医院的感觉就像去找医生要个说法，即关于抽动症的说法，比如：它是什么原因导致的？吃药是否能治疗好？然而每次都没说法，只有瓶瓶罐罐的药，而我还是什么都不知道。

说实话的好医生

正如上所说，有黑暗的地方就会有光明的存在。2015年舅舅陪我去北京看病，我在网上提前预约挂好号。

那天我小心翼翼地迈进诊室，每到一个诊室，我都很害怕，因为我不知道那些医生嘴里会吐出啥我意想不到的话语，甚至对我产生一定的攻击性。

这回好了，总算是见到了一缕光明，它是那么的明媚，那么的真实，因为我遇到了一位实事求是又有医德的好医生。

我坐下来了，拿出病历，这位医生很认真翻看我的病历，然后抬起头很认真、很严肃地看着我。我觉得她是在观察我，刚开始，也没怎么说话，气氛很沉默。

这个医院的墙壁刷的是我很喜欢的淡粉色，还有一半浅青色，凳子很柔软。人们都很安静，进一位病患就关门，就是一对一的感觉。我只是想表达环境对所有前来就诊的人们都会多多少少产生一些影响。

从未有过的一个画面，从未有过的一次医生与就诊人的面对面交流开始了。这位医生和我与我舅舅的对话内容，没有一字提及开药，更像是在替我分析当下的情况。我们之间就像老友聊天，直到我自己询问开药的事。

医生：老实说，你挂错号了，治疗抽动症不是我的专长，这个不属于我的研究领域。

果果舅舅：她挂号时看了你的介绍的，上面有说神经内科危重疑难疾病的诊治，就挂了你的号。

医生：抽动症不属于疑难杂症和危重疾病，你这个很常见的。

果果：你有见过和我一样的抽动症患者吗？

医生：在你之前来找我看抽动症的有过一个小男孩。

果果：年龄多大？

医生：10岁的一个小男孩，（随后问我）你有没有过煤气中毒或者窒息的经历？

果果：没有，我是七八岁时突然发现自己有抽动症症状的，但并没有煤气中毒过，也没有窒息过，不过在小的时候有一次想吓唬大人，就把自己藏在封闭的小柜子里，然后在里头睡着了。我爸妈离婚打架吓到过我。

果果舅舅：医生，她家庭关系不是很好，可以说是在暴力环境下长大的，这会不会是发病的导火索？

医生：你这个情况也说不准，你是后天性的，不是先天的，那么这个不良好的家庭成长环境对你肯定是有影响的。这个不是我擅长的领域，我也不好多说一些不确定的东西。其实，据我所知，抽动症也不属于神经内科。（果果和舅舅一脸疑惑）

医生：抽动症本身是不属于神经内科的，说实话，因为在国内了解你们这个病症的，包括擅长治疗这方面的专家实在是太少了，所以不知道怎么回事，就给归类到神经内科了。

果果：我以往看过的所有科室都是神经内科，可是那些医生都用治疗帕金森的手段来给我治疗。

医生：他们本身就是治疗帕金森的专家或者说治疗脑血管类疾病的专家，就包括我在内，我们对于抽动症的研究是很浅的，你们硬要到神经内科看，抽动症本来就不属于神经内科所能治疗的范畴，有也就那么一两个稍微接触过你们这种情况多一些的医生，但他们主治还是帕金森那些。

果果舅舅：那医生，您说不属于神经内科，那属于什么？

医生：据我所知，这个是属于精神科，在国外，妥瑞氏症（抽动症）就属于精神科。准确地说，是属于神经内科精神障碍科，只不过在国内都归于一类了。（接着，医生给我报药名，询问我是否都服用过这些药物，而她报的药物我都服用过）

果果舅舅：除了吃药，还有别的方法吗？这个有没有好的可能？

医生：她吃过这么多药，能稍微起到控制作用的药她都吃过了，你去上海、天津，你去哪里开药都是她吃过的这些药，都差不多，没什么用的。好的话，因人而异，案例中，有些人是能自身康复的。儿童时期是最容易康复的，但是像她现在还没好，那就看成年后的状况，还有一部分人是持续到成年后的，这个也说不准。如果成年后没好，那就很有可能好不了了，但是可能那时状况是稳定的，不会有多大起伏。

医生转头问我：你今天还是想开药回去吃？我个人建议，你要开药的话回广州开也是一样的，没必要从北京带药回去。如果你还打算继续吃药，你可以去××医院，那里新型药物比较多，但前提是你自己打算继续吃药。我也只是给个建议。

果果：那我不需要做什么检查吗？例如磁共振什么的。

医生：你要做检查？

果果舅舅：她就是问医生您今天需要做什么身体上的检查。

医生：你之前都做过那些检查了，就没这个必要了，做检查又费钱。你挂了我的号，我也只是实事求是地跟你们说，导致你这种情况的原因是多层面上的，也可能是你母亲生你的时候因子宫压迫缺氧导致的。从神经系统方面来讲，有可能是神经功能性损坏，还有就是因外界刺激导致。这个具体什么原因就不确定了。

2015年6月的这次就诊经历，或许这个医生只是觉得自己说了真实的东西，但是她的这番话对我产生了很大的影响，从此我再也没有因为抽动症吃过药。我终于认为世界也不再全是黑暗，也有好医生，这次就诊也是我最后一次因抽动症就诊。

这位医生说的都是大白话、实在话，可能在当时对于我来说是一种绝望，因为没有“鸡汤”喝。后来想想，这正是我想听到的事实。这番交流，我这辈子都忘不了，一年多后写这篇文章时仍不忘轻轻地为这位医生点个赞。

如今，不盲目，一切顺其自然。

果果给海夫人的一封信

海阿姨，这会儿您肯定已经入睡了。这么晚还给您发消息，是因为今天我又爆发了。现在的我特别难受，怒气也还没消去。不知道该和谁说，也不想和那些自以为是有着自己一套见解的人去进行对牛弹琴般的沟通。就想给您发消息，说说心里话。

首先感到十分内疚的是您在北京送我的《爱是最好的良方》，我回到广州后的几个月都没有认真地看过，就是刚回广州那几天漫不经心地翻了翻，然后就任其和其他书一起“睡觉”了。

我那会儿会一直以有阅读障碍、看不进书给自己当借口而不去看书。

直到这个月不知怎么的我对书的热爱突然又回来了。我记得我小时候最爱看书，那个年代我舅舅是家里唯一的高级知识分子。舅舅年轻时爱写作，文笔好，我外婆说我这点随舅舅。在儿时舅舅给我买了很多很多书，如整套的《十万个为什么》，还有《格林童话》和一些很厚很厚的新概念作文书……

我记得那会儿我最爱做的事情之一就是看书了，而且一看就投入其中，叫都叫不动。

您的书中写到“别让孩子童年没有童话”，而在我的童年里，都是我自己给自己照着书本念童话。偶尔外公外婆叫我读书给他们听，这也是我很喜欢做的事情。

渐渐地，我抽动症的症状越来越明显，肢体动作也越来越多样化，加上两次迁居和家庭矛盾的大爆发，我跟书的距离越来越远，感觉事情多了起来。人越长大越发烦躁，也不再沉浸在童话里了，书中的“十万个为什么”和现实中面对的“十万个为什么”也完全不一样，一切都变了。

我又跑偏了……

这个月我开始沉淀自己，这么说比较文艺吧。

我看自己想看的书，床边放了两本书，一本是您的《爱是最好的良方》，一本是《皮囊》。

《爱是最好的良方》是在一个夜晚开始看的，可能夜晚人比平常要惆怅吧。我现在也才看到第二章——《帮助小天使康复隐形的翅膀》，实在是惭愧几个月了都不去认真看一看，也不知道自己都在想些什么，干些什么……

海阿姨，我现在还没有看完整本书，也不是做该书读后感，只是那晚捧着《爱是最好的良方》，看着看着，脑子冒出一个问题：什么是爱？

这个问题是在看到书里“初次唤醒的母爱”时开始冒出来的，直到现在我依然不解。其实也不是这个时候才有这种疑问的，从我拿到这本书的时候，准确地说从我得知您出了《爱是最好的良方》的那一刻，我的脑子里当时就冒出了几个字：爱是什么？接着我为自己感到可悲，全世界的人都在说爱，而我绞尽脑汁却想不出来爱是什么，有些搞笑。

我疑惑，爱到底是什么？看《爱是最好的良方》那个晚上我哭了一整夜，第二天眼睛都肿得看不见东西了，原本眼睛就小……

因为什么呢？我为啥会哭呢？我看电视剧从来不哭，只会嘲笑哭的人，觉得那些人很傻。但是，我看《动物世界》《人与自然》这些节目时倒会时不时地红了眼眶。

因为什么呢？那晚为啥会哭呢？因为您以及这本书中分享的各位家长为了孩子做出的改变，你们的温和，让我莫名地起了对比之心。

我从未感受过书中所描述的一切温暖的部分（截至我看完的内容，我还没有看完呢），这让我在夜里怀疑我到底是不是我妈亲生的……为什么别人的父母可以这样做，会这样做，而我却没有这样的父母？为什么书里原本也暴躁的父母能看到孩子的难受，看到孩子的不易，对孩子那么上心，然后从自身做起，而我妈却一年四季如此暴躁，不顾及我的感受？就是种种和书中人物的对比，它让我鼻子一酸，倍感难受……

我知道这是真实的故事，而不是小说，我更难受了。我的印象中全是我妈对我没有耐心的骂和打，没有拥抱。书中您不仅拥抱您的儿子，安抚他，您还会为自己的行为而道歉。这在我妈的身上可能这辈子都不用妄想了，她就是她做什么、说什么都是对的，说你错了你就是错了，蛮不讲理，不可理喻。

关于我和我妈之间的关系，2017年算是和平相处，至少没有大吵大闹过。我尽量平和心态，在墙上贴了几个粗体大字——平静、勿怒、少言。时刻提醒着自己不要发脾气，要温和。

我妈对我的毛病多了一份理解，这体现在她再也没有责怪我的抽动动作，还会跟我说我又不是病人，干吗要自己把自己当病人这种出人意料的话，但是她火爆的脾气和歹毒的嘴巴却还是不饶人，现在我怀疑我妈可能是更年期到了。

随着年龄的增长，人的自我认知越来越清晰，我以为年龄到了这个阶段就会成熟些，不会与人计较，不会暴躁了，结果我是个对于情绪控制无能为力的人。尽管我时刻提醒我自己，但到了自己受了莫名的刺激的时候，平静早已飞到九霄云外。

关于爱，还是那句“爱是什么”，这是一个困扰我很久的疑惑。我有时候想，也许我妈是爱我的，只不过爱的方式不对。

今晚我仔细分析了一下我自己的心理……也许我并不喜欢我妈，我对她只是怜悯，我觉得她一个女人在外拼搏很不容易，她也没有抛弃我。

今天，她一醒来就骂我，因为我把比垃圾桶小的袋子硬套在那个垃圾桶上，她就骂我蠢，我说我故意的，能放垃圾就行。她一边在冰箱拿东西一边带着一种不知道从哪儿来的高人一等的口气说：“你蠢就是蠢，别为自己狡辩了，蠢货！”

我并没有因为她骂我而和她争吵，我只是觉得她这个人不分是非，对谁都不满，特别是爱找我的茬儿，但是我也习惯了，麻木了。她也有她童年时期、青春时期的创伤吧，我这样想。

然而，她竟然莫名其妙地把我放在桌子上的书带着怒气地扔到我身旁。当时我正坐在沙发上看一部纪录片，然后她扔书这一下，真的把我吓得不轻。她总觉得我矫情，说我懦弱，实际上我真的不经吓。她完全不懂，自以为是。

我愣了一下，然后也猛地站起来把桌子上我那个还装着水的玻璃杯用力地砸了下去，但玻璃杯砸碎的声音也都没有她突然扔书的行为那么吓人。然后我把书也扔了，那一下子我完全没有一点要控制自己的准备，我也很突然地做出那些暴躁的行为。

接着我就和她吵了一架，她说了几句难听的话然后就不理我了。

后面我开始抽动得跟之前严重时一样，我抽动了这么多年，几乎很少有用后脑勺使劲撞墙和打自己的行为，而且这两年来也算是处于一个稳定的状态，今天被她这么一吓一刺激，我感觉我快疯了。接下来我就开始发声，就像打嗝那种，可这回声音大到都有回音了，估计整栋楼都能听到。

我能听到外面有人在说话，那不用说，我这样叫外面的人肯定都能听到。我不怕别人异样的眼神，我也不担心邻居投诉，况且自己很难受，喉咙很痛，太费力了。

被她吓到后，我就一直抽动个不停，我不想控制，只是难受，坐在那儿不停地用后脑勺撞墙，感觉脑子都要撞震荡了。当时我的情绪很激动，完全被抽动症控制了。

我拽自己的头发，恨不得把头皮拽下来；用力打自己的后脑勺和肚子，叫唤着，这些同时进行着。我突然感到恐慌，那是一种消失很久了的对于抽动症的恐慌。说来说去，我就是怕自己难受，抽动得难看不要紧，我不在乎形象，也从不活在别人眼里，但是身体吃不消，太费力了。

今天的行为还有一种心理驱使，就是我想让我妈看到是她吓得我突然变成这样的：你吓我，我会这么难受，你满意了吧？我要让你意识到你吓我的严重性。

不过，身体难受的是我，她肯定只会觉得烦。

我越来越讨厌我妈，甚至怀疑她有严重的沟通交流障碍，就会撒泼。我也不喜欢我自己，我找不到合适的方法适当控制我面临一些事情就要崩溃的情绪。

我也经常在想如果我成长于一个温和的家庭，完不完整不重要，只要身边是温和的懂得与人好好沟通的人，我或许也会像书中的患者那样，已经彻底稳定了。说到此处，我不禁仰天长叹。

希望今天这样的情况只停留在今天，只是今天太激动了才这样，睡一觉明天就稳定了。

果果

2017年4月29日

说出来，做自己

果果是大蒋拍摄的《妥妥的幸福》第二集——《说出来，做自己》的主人公，在参加这个片子拍摄之前，果果是有点自我封闭的，生活比较宅。

之前，果果曾经有过一个月颓废地窝在床上的经历。那个时候的她，对自己很失望，觉得为何自己是这样的，老是不停地动来动去。那个时候，她害怕别人的眼光，也没有勇气向人解释，于是很少出门。

后来，因为大蒋联系她拍摄《妥妥的幸福》，她到广州拍摄了近一个月。后来她还因为这个纪录片认识了更多的妥友，受大家积极的影响，在这个过程中果果慢慢地开始转变。

果果现在给人的感觉比较活泼、开朗、热情，同时也有点情绪化。果果比较喜欢和熟悉的人在一起，大家一起说说笑笑，她也不用解释自己的动作。

拍了纪录片后，果果反而有了一种轻松感，与其让别人指指点点说她为什么这样，不如她自己主动站出来告诉所有人她为什么这样。

果果现在在外面一点都不介意告诉别人她这个样子是怎么回事，只要对方有耐心并愿意听，她会花一点时间告诉他：“我这个是抽动症，这些动作是症状。”

果果的求医经历和成长经历已经是她不太愿意提及的

过往。吃药的时候，走路胳膊都不能正常甩动，整个人是僵硬的，坐着都犯困。停药后的反弹让她甚至想自杀，她是一下子停掉了所有的药，所以反应激烈，不停地抽动，抽到晚上都无法入睡，抽得骨头都是痛的，后来为了入睡不得不吃安定片。不过还好，停药后这么恐怖的反弹情况只维持了不到两个月，然后就慢慢缓解了。

抽动症停药需要慢慢停，遵医嘱。

状态好，休息得好，症状基本是稳定的；状态不好，没有休息好，就会出现抽动。

2016年海夫人和果果在青岛第一次见面的时候，果果刚辞职自己一个人出来旅游，状态比较好，所以症状很轻微。

2018年海夫人和果果在北京第二次见面的时候，果果的症状表现得稍微频繁些。海夫人有问她原因，她说最近刚和妈妈吵过架，她说她和妈妈的脾气都不大好。海夫人点点头，告诉她，没关系，看到自己的情绪，接纳自己。

生活还要继续，说出来，做自己，挺好。

曾柏颖：翻转人生，活出自我

曾柏颖，1990年生，患有抽动症同时并发强迫症，青少年时期并发强迫症明显，成年后发现也并发了多动症。

曾柏颖的自述

我不怕别人的眼光，这件事情其实没有这么简单，它也不是一蹴而就的。对我来说，它需要一个长时间的磨炼，而且它需要一个长时间的累积。

曾几何时，我很害怕别人的眼光，为什么呢？社会将人分成正常的一群和不正常的一群，那么为什么会有人被归类为不正常的一群呢？因为他们不符合社会的期待，他们不符合人们想要看到的模样。就像我，我有抽动症，有很明显的症状，那么在面对这些考验的时候，我身心俱疲。我的身体状况伴随着我一些负面的情绪，开始进入了一个恶性循环的过程。我整天思考，为什么这个人是我？为什么我必须承担来自外界的眼光？为什么我必须每天接受这么多人的议论？这个伴随了我几十年的“朋友”，它就是抽动症。

简单来说，抽动症的症状分动作型的症状和声语型的症状，动作型的症状会有一些不由自主的短暂的抽动，例如挤眉弄眼，或者是有一些身体上各个部位的小抽动；声语型的症状有简短的叫声，或有一些清嗓子的声音，一些症状比较严重的患者会有说秽语的状况发生。

症状可能会因为每一天的状况不一样而不同，起床的时候症状会比较缓和一点，但是面临压力的时候，尤其是那种如排山倒海般的压力的时候，症状又会变得严重一点。

要怎么面对抽动症且怎么和抽动症患者（“妥妥”）相处呢？

第一个就是尽量不提起。“妥妥”经常会遇到的一个状况就是，如果旁边的人对你释放出关心，例如问你：“你今天症状是不是好转了一点？”“你今天症状怎么变严重了？”不管怎样说，只要提及症状，症状就有可能会跑出来作怪，或者症状会变严重。

第二个很重要，就是要怎么跟“妥妥”相处。其实，怎么跟正常人相处就怎么跟“妥妥”相处。只是“妥妥”会有一些不由自主的抽动症状，可能需要身旁的人更有耐心地去陪伴、去关怀。

还有另外一个很重要的就是在面对“妥妥”的时候，可以跟他多一点互动，可以在他的生活中扮演他说话的一个窗口，例如说当你了解到抽动症有什么样的症状后，在你乘坐汽车时遇到一个“妥妥”，他在不断地抽动。其实抽动症经常伴随着焦虑的状况，他可能会觉得很多人在注视他，于是他会变得很紧张，很不自在，可能会缩成一团或者不敢看周遭的人。如果你知道他是得了抽动症，或者怀疑他有抽动症的话，你可以帮忙，跟他身边一些表现出害怕的乘客或者反应比较激烈的乘客讲他这是抽动症，他的这些症状不是故意的。我觉得这是一个很好的方式。

其实抽动症的症状往往是不带有攻击性的，它的症状就很像是我常举例说的，大家在睡着的时候，半睡半醒间，我们的身体，或者手或者脚，会突然抽动一下。我想我们一定有过那样的小抽搐，抽动症的抽动症状感觉就很像那样子的抽搐。回想一下，我们半睡半醒时候的抽搐，我们是不是没办法去控制它，而且通常都是我们抽完之后才意识到刚刚我有抽搐了一下。所以有抽动症的人其实他不会主动地去攻击人，但是可能症状比较严重的患者会不小心触碰到旁边的人或者一些物品。所以，有时候可能需要让更多的人了解抽动症才能减少误会。

在我大学的时候，我会经常回家，因为我是一个蛮恋家的人。我是在台北读的大学，很多的交通工具都不适合我，例如普通火车、汽车，因为这样我可能要坐5个小时以上的车，要面对很多人，并且与他们有很长时间的接触。所以那个时候，我家人都希望我坐高铁。

有一次我要从高雄回台北，我平时一般都会买直达的列车，但那一次我买错了，买成了站站停的列车。站站停的列车需要开两个多小时，比直达的要多半小时，但对我来说多出来的半小时差别非常大，因为在这半小时中，我可能会跟更多的乘客有更多的接触。

我上车的时候，有两位男士对我投来非常不友善的眼神，我开始有一些紧张的反应。车子慢慢地开到了嘉义，那时候整个列车的乘客已经有九成满了。我那个时候更紧张了，我的症状更大声，我的反应更大。车开到台中时，突然有一位乘客，就是一开始上车时对我就不友善的那两位男士中的一位，他站了起来，来到了我旁边，对我大声地喊道："这么明显就不要来坐高铁啦，你不怕被抓啊?"

我当时一头雾水，不知道他们为什么要对我这样喊，或者这样大声凶我。我的直觉反应是他可能说的是我的抽动症的症状，所以我想应该要跟他解释一下我的抽动症。

当我要跟他解释说我有抽动症的时候，他紧跟着对我一顿反问："你要讲什么？你要讲什么？你有什么话要讲?"他不让我说，他把我的话堵住了。

车子开到了新竹站时，这两位男士下车了。而刚才那位冲我喊的男士出了最外面列车的门时，对着里面很大声地叫道："这里，刚刚有一位乘客吸毒，吸毒还来坐高铁，我们要不要报警抓他?"这个时候我才恍然大悟，原来他误会我是吸毒犯了。

这件事情当时对我来说，是很难过的。我难过的原因是我想要试着跟你解释我有抽动症，但是你不让我说，现在你出了车厢了，却又对着车厢里面大喊，说我吸毒，那么这会不会让更多的乘客真的误会我吸毒了呢？那我岂不是就完蛋了？等下是不是真的会有警察来抓我呢？那个时候我把我的头埋在列车的玻璃窗底下，我完全不敢往后看，我觉得这一切太恐怖了。这时，旁边一位乘客拍了拍我的肩膀，跟我说："弟弟，我知道你是抽动症，因为我是医院的药剂师。"

那个时候，我的泪水止不住流了出来，这对我来讲让我真的很感动。我一开始设想的状况是只会更糟，不会更好，但是庆幸的是有人为我站出来说话了。其实最温暖的力量往往就在我身边，只是我把这个状况设想成更糟了，状况是有转圜的余地的。

记得在我初二的时候，我做了一个很大的错误决定，这个决定差一点夺去了我的生命。有一天下课，我突然觉得万念俱灰，自己的人生没有了希望。在这个时候，我走出了教室，看到了一道大概到我腰部这么高的墙。我一看到这道墙就觉得这个就是我结束人生的地方了。我一跃从四楼跳了下去，然后万幸的是我跳了下去之后，我先掉到了一台汽车的天窗上，而正是这台汽车的天窗拯救了我的生命。我很后悔自己做了这件蠢事，伤害了自己和父母，但是自己重生了。

跳楼之后大概是有一年半的时间，我躺在床上复健。在床上复健的这段时间，我每天都不断地问自己：自己怎么会这么幸运地活了下来？自己是不是有什么使命？上天是不是在我的生命中安排了什么事情要让我去完成，所以才不要这么早结束我的生命？在这个过程中，我还每天不断地拷问自己活下来的意义是什么，也慢慢地悟出一些人生的道理了。

也正因为这个过程，我得到顿悟和磨炼，也造就后来比较乐观的我。我也想对正在勇敢向前的自己说声“加油”，因为我现在的人生，正慢慢步入到另外一个阶段。我想通过我的故事，通过我的演讲，通过参加很多活动，让更多人知道什么是抽动症。

在我生命中有两个人扮演着很重要的角色，他们就是我的双亲。他们在我非常脆弱的时候，尤其是当周遭的亲朋好友跟我父母说我已经没救了，在高雄有一间医院是精神专科医院，应该送我去那边住院，接受强制的精神治疗时，他们没有放弃我。他们觉得那样的话才会把一个孩子的未来毁掉，怎么样都不放弃我就是父母对我的爱的一个表现。

因为我跳楼的事，爸爸常常因为对我的忧虑而在深夜里徘徊，他为了让我早日康复甚至成了我的专属司机。在我康复的那一段时间，我对注射镇静剂成瘾了，我每天一到晚上10点左右就只想着去医院注射镇静剂。为了这，我会吵到家里鸡犬不宁，吵着一定要我爸爸开车带我去急诊注射镇静剂。因为注射镇静剂后的感觉，对当时的我来说，就像是天上掉下来的礼物。怎么说呢，因为注射之后两分钟左右，我就能睡着了，而且一睡就可以睡到第二天的下午。在睡觉的这段时间里，我不用面对外面的世界，不用面对别人的眼光，不用面对各种迎面而来的言论，我也不用跟人家解释什么是抽动症，解释为什么我会这样子。然而，爸爸在我这个阶段对让我康复的坚持和对我无理要求的拒绝再一次挽救了我。爸爸对我说："不管怎样，我绝对不会再开车带你去医院打镇静剂了，但是我愿意开着车带你到任何你想去的地方。"

于是，在之后我每次在晚上10点左右吵着要去注射镇静剂的时候，作为朝九晚五的上班族的爸爸，此时会开车出来问我："柏颖，今天你要到哪里？"我每次都会跟爸爸胡乱讲个地名，例如住在高雄时我会讲去阿里山、曾文水库、溪头等离家比较远的地名，而爸爸每次都会朝着那个方向开，直到他确定我已在车上睡着了之后，才又慢慢地再把车开回家。好多次，当爸爸开着车回到家的时候，已经是早上五六点了。这个时候，爸爸只能利用早上所剩不多的时间睡觉，往往只能休息一两个小时之后，他又不得不起床去上班了，而且一上就是一整天。爸爸为我做的这些事，真的是让我非常感动。因为这份感动，也真的让我慢慢地从药物成瘾的状态中走了出来。

每每擦干泪水勇敢向前的妈妈，在我初中的时候，经常扮演着一个求学校继续留我上学的角色。那个时候，我服用着一种药物，而这种药物会让我嗜睡，甚至睡到不省人事，可以从早上8点睡到下午2点。学校的老师常常会跟妈妈说："你的孩子2点之后又起床了，你快点把你的孩子接回去吧！因为他有可能会在症状跑出来的时候，干扰到其他同学的课堂学习。”

那个时候，周围的很多人会对我父母说：“你儿子的这个状况，应该不是医学可以解决的。他是不是碰到什么脏东西了，或者他做了什么事情给邪灵附身了？你要不要去哪里找一个法师看一下或者去哪里接受民间信仰方面的一些帮助？”

那段时间，病急乱投医的父母其实也带我去尝试了这个方法。那个时候我还小，这个方法其实让我觉得很恐惧，因为我要在晚上到一个不知名的偏僻的地方排队，等着法师对我做一些驱魔的仪式，我甚至会因为这些仪式做噩梦。

曾经，我对我的父母用这种方法给我治疗的事不是很理解，不明白他们为什么要带我去参加这种仪式，为什么要带我去接受这些不科学的“治疗”方法。而且，我的病情并没有因此而好转。但是，后来我也理解了父母的无奈和苦楚，他们的出发点是为我好，他们只是想尝试任何有可能的方法让我尽快好转。这也是父母对我的爱，我也不再因此抱怨父母了。

在我从跳楼造成的伤势中康复之后，其实周围的人完全不看好我的人生，他们觉得我的人生已经不再有任何希望了，以后的生活只会更糟，不会更好。但是经历过那段痛苦之后，我也开始反思自己，竟也想通了一些事情，甚至渐渐地找到了自己人生的目标和方向。

考上研究生之前，我读的是一所私立大学。在私立大学里面，很少有学生能够顺利地考上公立大学的研究生。这对我来说，当然也是一个非常大的挑战。我印象很深刻的是，我所在的系有个别老师和学生对我不是很友善，他们跟我说“柏颖，你要加油，你可以考进那所学校的”时，我听得出来这句鼓励的话并不是真心诚意地跟我讲的，背后其实是带着冷冷的嘲讽，因为他们觉得：你怎么可能做到这件事情？但是，不管怎么样，我要做的是往前走的每一个步伐，都不要受到其他干扰，不要让自己受到负面情绪的影响。而我的这种勇往直前，最后也真的顺利让我考进了我理想中的学校，让曾经对我冷嘲热讽的人跌破眼镜。而对我来说，这也让我明白了美好人生主要还是靠自己去争取和努力，不要受他人的言行所影响。

很多人可能听过这句话：休息是为了走更长远的路。对于我来说，其实宣泄这件事情也可以帮助我走更长远的路。为什么呢？因为我觉得光靠休息还是不够的，宣泄可以帮助我化解生活中的很多负面情绪。一般来说，我的宣泄方式就是运动或者阅读，相信大家也一样吧。但是后来我慢慢地发现，有一些宣泄的方式可能不会让我感觉到放松。于是后来我又给自己寻找了一些更放松的更有趣的宣泄方式。现在，我已经考上了台湾中山大学的研究生，但是我记得，在我还没考进这所大学时，我常常会在晚上大概十一二点的时候，独自一个人到中山大学的海堤。我会对着大海把自己所有的心声都吐露出来，例如跟它说话，讲我这一整天遇到的困扰或麻烦。我觉得大海有一种很厉害的能量，它可以吸收我很多负面的情绪。在这个时候，我通常不会吵到人们，但我每次转过头来却都看到有猴妈妈抱着小猴子对着我叽叽喳喳地叫着，原来我吵到的是一群猴子——在柴山上的猴子。

我相信，如果我们找到一个合理的或者一个好的宣泄方式，只要保持积极和乐观的生活态度，勇敢地离开舒适区，是真的可以在人生路上走下去，让人生到达另一个阶段。2016年4月，我去哈佛大学做了一场有关生命教育的演讲，主要是让哈佛大学的学生和老师知道一个关于抽动症的人生故事，以及“妥妥”在社会上所面临的问题或困难。关于这场演讲，它的来龙去脉还是非常有趣的。2015年时，我去了美国，当时我住在一位非常好的朋友家里。这位朋友是一个基督教徒，有一天，他跟我讲，晚上他会主持一个晚餐聚会，这个晚餐聚会是集结了在波士顿的很多比较优秀的华人，希望我可以去参加。一开始我回绝了他，我觉得参加聚会这件事情对我来说太恐怖了。一般人可能觉得去参加聚会，或者去电影院、图书馆等公众场合，那是很日常、普通的事情，但是这对我来说，却是很难受的事情。因为我要跟一群陌生人做进一步的接触，而且我要在一个陌生的场合里，跟大家介绍自己有抽动症，告诉他们我为什么会发出一些怪声和做一些抽动的动作。在聚会快开始的时候，那位朋友又再次邀请我，希望我参加这次的聚会。我考虑再三终于答应他了，因为他的邀约让我很感动。我去参加这个聚会，对于我来说是一个离开舒适区的决定。我决定不顾一切去参加这个聚会，我要乐观地去面对人群，尽量让自己克服对社交的恐惧。

在这个聚会上，我认识了一位哈佛大学的教授。他听了我的故事之后很感动，他觉得我的故事可以感动更多人，所以后来他就给我寄出了邀请函，邀请我去哈佛大学给学校的师生做一场演讲，因此我才有了这个在哈佛大学演讲的机会。

通过这件事，我想要跟大家分享的是：其实保持积极、乐观的态度，勇敢地离开舒适区对于自己的人生还是非常重要的。

2016年5月，我有一本书由张老师文化出版社出版了。这本书是《我生气，但我更争气》。在这本书里，除记录了我的人生故事外，还有一些面对问题的时候该怎么去解决和突破困境的心得。相信大家读到这本书，可能会有所启发，从而在自己生命中找到不一样的窗口。想推荐这本书给老师们读，是希望可以通过教育来解决更多的问题，改变更多的境遇；也想推荐这本书给年轻的学子们读，是因为这本书可以让他们了解到不一样的人生，希望他们也都能创造不一样的人生精彩。

每个人活在这个世界上都面对着不同的考验，有些人可能是面对身体方面的考验，就如同我；有些人可能是面对感情方面的考验；有些人可能是面对家庭方面的问题；更有甚者，可能要同时面对各式各样的问题和考验。这是考验本身的问题，而考验来的时间也有早晚，有些人考验来得就比较早，就像我，10岁时就发现有抽动症。但是不管遇到怎样的考验，不管考验来得早或晚，我觉得其实都是一种磨炼，我们可以通过自己积极、乐观的态度去面对，通过一些正面的方式去解决问题，让自己的人生达到一个更高的境界。

以上这些就是我关于抽动症的经历。我们体验不同的人生，因为不同，所以精彩。

曾柏颖：著有《我生气，但我更争气》一书（张老师文化出版社出版）。在大学时读营销管理，后在台湾中山大学与美国乔治华盛顿大学取得硕士学位，未来也将继续攻读博士学位，期望自己将来能够成为一位研究员或教授，通过所学的知识帮助更多患有抽动症和有特殊需求的人与家庭。

磨难即菩提

在曾柏颖的印象中，他小时候没有安全感，容易焦虑，而且喜欢黏着妈妈，是特别黏着妈妈的那种。妈妈也比较容易紧张、焦虑，外婆也有抑郁症状，而爸爸又比较严肃，略显古板。

3岁的时候有一件事情让曾柏颖印象深刻。记得那一天中午，他在午睡。当他醒过来时，发现家里没有人，他找不到妈妈了。他惊恐地大哭，非常害怕，非常担心。小小的他开始四处寻找，边找边想：妈妈是不是不要我了？大家是不是都走了，留下我一个人了？那次他哭得很厉害，担心、害怕的记忆一直留在脑海里。

曾柏颖在小学五年级，也就是10岁的时候被确诊患有抽动症，起初只是眨眼睛、扭脖子，后来并发强迫症，会发怪声，更会不定时地向前倾并挥拳。

曾柏颖症状开始表现出来后就以比较快的速度发展。那个年龄的孩子敏感，在意别人的眼光，而同年龄的孩子多半还不懂事，他的这些特别的症状很快让他成为被嘲笑的对象和被关注的焦点。当时他只觉得自己怎么这么倒霉，生活充满了晦暗。旁人的嘲笑、欺凌、不理解，让他感觉人生没希望，每天都不开心。

当抽动症出现在曾柏颖的生活中时，他的人生开始充满了不愉快、沉重、压抑，以及不被理解和不被接纳。这份不理解和不接纳，有来自旁人的，也有来自自己的。在不断地被人误解、嘲笑，甚至被同学霸凌之后，年少的他充满了困惑与迷茫，他不知道生活怎么了，为什么只有他这样。他需要常常面对别人异样的目光，或者需要常常去解释自己为什么这样。

“妥妥”常会不由自主地挤眉弄眼、耸肩、甩胳膊、抖动身体等，有的还会清嗓子，发出怪声，甚至说秽语。除此之外，身体其他方面的健康和智商发育等并无影响，而且抽动症没有攻击性，对别人基本无危害。抽动症奇怪的症状很多，比如发出如同青蛙、小鸡或小狗叫的声音，说秽语则表现为说脏话，如果表现出来的时候年龄比较小，会很容易被误会为是故意的。

抽动症虽然不影响智商，但抽动症常常会出现两种并发症，如抽动症并发多动症、抽动症并发强迫症。多动症的注意力缺陷和强迫症的强迫行为确实会对孩子的学习有影响，比如曾柏颖的强迫症无法让他安静读书，他不断地想抛接、撕毁书本，所以那个时候他的成绩一直是最后一名。

当一个小孩因为抽动症被欺负，受到歧视，甚至遭受到指责、讥讽，这种来自外界的负面影响无疑会给这个孩子的身心造成巨大的压力并带来创伤。长期处于这种晦暗的状态的曾柏颖，每天都不开心，他无法解开心中的结，也不明白为什么会这样。他常想：我做错了什么？我只是比别人多了一些身体动作和不一样的声音，我并不是一个坏孩子，我不偷不抢，不欺负任何人。

在日复一日的这种状态中，曾柏颖看不到任何希望，于是初二时他曾从学校教学楼四楼跳下，幸好因汽车天窗的减缓冲击作用而幸存下来。

曾柏颖一路走来饱受歧视、嘲讽，有的同学甚至故意踢椅脚害他摔倒流血。还有一次搭高铁因他不由自主地碰触到旁座的女生，引来男乘客的公然指责，让他抬不起头来。因为他有抽动症，并且属于症状比较严重的，这样的事情似乎随时都有可能发生，而这种外界的负面影响反过来作为一种刺激，又导致他的症状表现得更严重。

我们都知道，当“妥妥”遇到外界环境的压力大过自身的内平衡能力（应对能力）时，症状就会表现出来。也就是说，如果遇到善待、理解、接纳“妥妥”的人和环境，“妥妥”的症状将能得到极大的缓解，甚至可能比药物的作用和效果还要好；而当遇到恶劣的环境、不理解的态度，甚至欺负和霸凌的情况，会导致“妥妥”症状增多和严重。

曾柏颖初二在学校跳楼自杀得救后，经一年多的休养康复，他开始思考为何他的人生是这样的，是否这就是他的使命，他觉得如果自己再消极下去，一辈子就完了。消极并不会带来什么改变，那么与其这样没有希望地消极下去，不如改变自己，勇敢面对人生。

人生的翻转从此开始。

曾柏颖意识到改变自己的第一步要从接纳自己开始，而接纳自己的第一步就是承认自己有抽动症的这个事实。抽动症其实并不会危害别人，自己为何要因为自己的这一点不同就躲起来，或者无法面对别人不理解的目光，甚至那些人是因为自身认识的问题而对你进行错误的讥讽和嘲笑的。“我有抽动症，我就是不完美的。这就是我，我并没做错什么，也没有伤害任何人，为什么我不能像别人一样坦然地活着？”在重新思考人生后，曾柏颖选择了完全不一样的生活态度和生活方式，他变得更勇敢、更坦然、更主动。

在初中、高中时，曾柏颖的成绩都是全校最后一名；

大学时，他就读的是私立大学，但幸运的是在大学里他遇到了他的恩师胡秀妁。

“歧视与不谅解，是来自无知。”胡秀妁老师说。

后来，曾柏颖以自己当教材来引导别人来理解自己。在大学期间，他积极参与各种宣传抽动症常识的演讲和各类公益活动。

为了让大家认识抽动症，他自行制作了资料，告知大家抽动症的相关知识。

曾柏颖自己制作资料主动介绍抽动症及自己与抽动症奋斗的过程，让同学们慢慢地认识了抽动症并接纳了抽动症。与其在校园受到异样的眼光，倒不如先让大家认识抽动症，并借此普及抽动症相关知识。

“您好，我叫曾柏颖，我有抽动症，会不自主地发出怪声，希望同学们能包容与谅解。”一张A4大小的宣传纸，是曾柏颖的自我介绍信。

“与其让别人帮我贴标签，不如我先帮大家打预防针。”在大学里，曾柏颖选择了勇敢地公开自己的抽动症，争取了主动权，帮自己获得了更大的学习空间。

在回收的宣传纸上，他发现有同学写着“加油”，还附着微笑图案。

同学们刚开始觉得这个男生有点搞怪，身体动作稀奇古怪，也常常制造噪声。后来了解了他的处境，知道他有抽动症，这些奇怪的动作和声音并不是他故意制造出来的。

重新思考人生后，曾柏颖开始有了信念，一路懂得寻求资源帮助自己，往下个目标前进。

“我的目标就是一定要考上台湾中山大学的研究生，因为我很向往，所以我就努力，我就坚持。”曾柏颖这样告诉自己，并且真的这样去努力，朝着自己的目标坚定地往前走。

通过自己的努力，曾柏颖终于考上了台湾中山大学社会学系的研究生。当时所有的人都很惊讶，因为这与他之前的状态差别太大了，高中时他是全校最后一名，大学读的是私立大学，而在当时私立大学很少有学生能考上这么好的公办大学的研究生。当录取通知书送达的时候，有人一再向他的母亲确认消息有没有听错。

磨难即菩提。因为抽动症饱受歧视、欺负，甚至被霸凌的曾柏颖最终通过自己的努力把这些化为成长的养分，主动突破社交障碍和更多人分享自己的故事，希望通过自己的故事让更多人看到不一样的人生，让他们明白，每个人都是独特的，每个人都需要被善待。

曾柏颖甚至感谢曾经霸凌过他的同学，曾经因为抽动症受到的误解、歧视、欺凌的经历，让他对弱势群体、小众群体有了更多强烈的体会和感受。

为了突破与人接触时的害怕，突破抽动症带来的恐惧，曾柏颖选择了对生命抱以积极的态度，向有疑惑的人说明病症，并投身于公益讲座中，让更多人了解抽动症。

在不断分享的过程中，曾柏颖更多的是看到人们善良、温暖的一面。大多数人对他还是友善、理解并接纳的，他也慢慢地在这个过程中彻底打开了自己。

曾柏颖在进入大学后面对的大多都是较为成熟懂事的大学生，所受的霸凌和取笑较之前减少了。室友也很友善，让他的焦虑也减少了很多，症状也随之减轻了很多。由此可见社会环境、团体环境的友好对抽动症的缓解是有帮助的。

从台湾中山大学研究生毕业后，曾柏颖后来又去美国攻读的另一个研究生专业是关于社会环境对社会行为和心理的影响方面的。

到国外深造时，他感受到了不同的文化冲击和更宽广的世界，但是美国硕士研究生毕业后，他还是选择了回到台湾，现在在台湾大学工作。

曾柏颖懂得分配时间、安排活动，从而让自己更充实，让自己离开舒适区挑战各种不可能。他已经取得了救生员资格、C级游泳教练资格、游泳裁判资格，还担任了2015年地球公民基金会空污议题倡导代言人等。

抽动症曾带给曾柏颖痛苦与折磨，但在其自身的努力突破下，他能够贡献自己的力量，让更多人了解特殊疾病所带来的痛苦，并且让大家认识差异，尊重不同个体。曾柏颖对生命积极的态度，真的令人钦佩。

海夫人：我国台湾人口约有2300万，虽然有着电视媒体和曾柏颖这样的爱心“妥妥”去做提高抽动症认知度的事情，但还是不能够让所有的台湾民众都认知抽动症。整个中国有着十几亿人口，抽动症常识的普及任重而道远。而只有提高抽动症的认知度，普及抽动症的基本知识，“妥妥”们才能有一个更宽容、更友善的环境。

事情总需要有人去做，不管结果如何，不管多久才能达成目标，但很清楚的一点就是，改变现状不能单单依靠别人，而更多的应是靠自己去推动，哪怕这个效果只有那么一点点。

海夫人、大蒋、皓峰、果果、曾柏颖，以及许多“妥妥”和善良、正直的人正在通过自己的努力，力所能及地去让更多人知道抽动症，让更多人了解抽动症。如果因为大家的努力能够避免一个“妥妥”因抽动症遭遇误解、嘲讽、霸凌，那么世界也会因为这一份善良而更温暖。

为“妥妥”群体出力很简单，让他人感受到温暖也很简单，首先是理解，是承认这种不同的存在。“妥妥”自己也首先要不惧怕抽动症，能够接纳抽动症，并能够与人分享抽动症。

“我们体验不同的存在，因为不同，所以精彩。”

舟舟：你若微笑，生活定能安好

2012年春夏交替的某天，不记得是工作日还是休息日，舟舟在QQ上联系了海夫人。海夫人能明显感觉到对方有点小激动，估计她刚刚知道海夫人的事情，而海夫人一直在分享抽动症的相关知识。

舟舟看了海夫人分享的文章，感觉海夫人太了解抽动症了，甚至比她这个“妥妥”还要懂，所以她加了海夫人的QQ，没想到一加就加上了，于是有点小兴奋地马上通过小窗发信息给海夫人。

但是当时海夫人比较忙，只是简单回应了她几句就没再继续。

舟舟和海夫人就这样认识了，而且后来有了一段印象深刻的交往。虽然这期间素未谋面，所有的联系都在网络上，但是舟舟和海夫人却像朋友一样看见了彼此。

海夫人第一次进入舟舟的QQ空间，看到她的照片时忍不住赞道：“哇！你好漂亮啊！”

那年舟舟23岁，正值青春好年华。

舟舟的自述

海夫人，在这之前，我从来没有认真地谈过我和我的抽动症。有缘在网络上遇到了你，看了你的文章，是你让我更加熟悉了什么是抽动症，让我看到了更多可怜又可爱的人。你散发出的温暖和你对真善美的坚持让我拜服。

我从7岁开始有症状——眨眼。家人意识到了这个问题，但他们并不知道这是怎么一回事。当然，我更不知道。他们以为是我的坏习惯，所以用各种方法逼着我改掉，甚至打过我，骂过我。我无奈地不知道怎么解释我这个不得已的怪现象，我一点儿都不明白我怎么了。然而，这个情况只持续了一年，而后一段时间便悄悄地消失了。

后来，上小学时，我越来越感觉到我有说不出的难受，我总感觉我没有办法一心一意地做作业和看书。我很羡慕可以安安静静坐着看书、写字的同学。我的思想和注意力总是没有办法集中，并且脾气越来越暴躁。我穿着不喜欢的衣服时，我恨不得叫着将它撕掉。冬天穿着许多衣服，如果有一件不整齐地贴在身上，我就难受得像有虫子在我身上爬一样。我会突然莫名其妙地感到无比难受，想要哭着大声发泄出来。我心里都在想：我怎么是这样的？

海夫人：大部分患有抽动症的孩子都有这样或那样身体和心理上的不舒适，只是年幼的孩子无法表达出来，所以只能用情绪和肢体语言来表达或发泄。因此，只有了解孩子的这些感受，我们才能理解孩子，明白孩子，才不会盲目地斥责孩子。关于这方面具体详细的内容，可以看海夫人的第一本书——《爱是最好的良方》中的文章《抽动症症状的转移、变换》《抽动症这股力量》《症状哪里瘀堵哪里出现，哪里弱哪里出现》等。

到了初中，学业越来越重了。

初一，我出现耸肩、抽肚子、摆头的表现。我还是不知道我怎么了，我只是觉得很难受。当然这些情况还不是特别的严重，因此我的父母也没有察觉到。于是，我就没管它，由着它去了。

初二，这种情况越发严重了，尤其是我看书的时候感觉更难受了。可是，我还是很幸运的，因为它没有影响到我的学习成绩。

初三，学习很紧张，这样的情况也持续着，我也突然出现了发声症状。第一次出现发声的时候，我自己还吓了一跳。我不知道我为什么要叫，只是我很难受，像有东西啃着我，逼着我，我只有叫出来才会舒服一些。

对于我这样的情况，我的父母很费解，他们依然以为是我的坏习惯。他们一直在让我改，觉得一个清清爽爽、白白净净的丫头怎么可以这么怪。他们并不晓得这是什么抽动症，当然我也还不晓得。

于是，就这么拖着。在课堂上，因为我不可以叫得太大声，我得逼着自己压着一点儿，于是我就每天很艰难地听着课，艰难地考着试。我的声音引起了同学们的注意，但是没有人把我当怪物，我仍然在班上与同学们玩得很开心。他们也以为是我的坏习惯，让我慢慢改掉就好，包括以后高中、大学的同学，我永远感激他们对我的包容和关爱。

中考的压力开始让我焦虑和慌张，我的叫声也越来越大。可是，在学校我得逼着自己不能太大声，我读书和学习开始越来越困难。我根本没有办法完全集中注意力，于是别人一分钟就能看完的文章，我要用5分钟甚至10分钟才能看完。我需要比别人付出更多的精力。我很幸运，尽管我每天身如蚂蚁爬地叫着、抽着，但这没有影响到我正常的绚丽多彩的初中生活。家人仍然期望我可以考上重点高中。

为了不影响我的学习，父母没有逼着我改掉这个坏习惯。我很害怕甚至恐惧一切安静的地方，因为在那样安静的氛围中，我要逼着自己不能做太大的动作，不能发太大的声响。也许是老天爷怜悯我，不想再让我承受那样让我窒息的紧张氛围，我中考最终名落孙山。我拒绝花钱上重点高中或上其他高中，我选择了师范类五年制大专，因为教师是我的理想。

那个暑假，结束了中考，我没有那么揪着心了，我也不怎么叫了。我开始看到了电视、报纸、网络上出现的“抽动症”这个词。对照自己各种的情况，我才第一次彻底地明白我到底怎么了。

上师范第一年，我继续叫着、抽着身子。幸运的是，我遇到了可爱又善良的同学们，他们没有人厌恶我。我快乐地和他们打成一片，正常地过集体宿舍生活。他们问我为什么叫，我说别管它。我感激他们对我的包容和带给我的快乐。

我开始自己上网查阅各种各样关于抽动症的内容。我的父母不能接受这样可爱的女儿有着这样古怪的行为，所以我一直都自己一个人默默地承受着所有难以言喻的痛苦，没有跟任何一个人倾诉过。有一天晚上，我把压抑了这么多年的所有苦楚通通发泄出来。我大哭了一场，然后安静地告诉我的父母，这叫抽动症。我的父母不是特别会表达感情的人，但我知道他们对我的疼爱都在他们的叹息和无奈里。

17岁时，我第一次直面我的抽动症。我把我的情况和从电视、报纸、网络上了解到的情况告诉爸爸。我们根据电视广告的宣传内容，去了我们当地一家据说有治疗抽动症专家的医院。一连串的实验、动作检测和问卷调查后，白发苍苍的老专家对爸爸说确诊抽动症，然后二话不说就给我们开单子拿药。据说是对症的药，要几千块钱，我和爸爸拒绝了。

第二次，我们去了当地最好的人民医院的神经科。在对我一连串的敲打后，那个老医生告诉我们是患了抽动症。爸爸问怎么办，老医生开了一瓶氟哌啶醇片，然后他看着我说："小姑娘这么漂亮，其实不需要吃药，没关系的，会好的。"我好像听明白了这个老医生想跟我说什么。

吃了一年的氟哌啶醇片，我是安静了一些，可是嗜睡的副作用让我成了班上的"睡神"。

我的父母也开始到网上了解抽动症。我的爸爸不甘心，但他也不知道该怎么办了。

第三次，我们去了上海。那位年轻的博士医生无奈地摇摇头，我知道他要说什么。我牵着爸爸的手，拿着医生给我开的安乐片，穿梭在嘈杂的车水马龙中。

我开始明白我需要的是什么，我需要的安静没有人能给得了我，只有我自己去寻找。没有人能帮得了我，更何况药片。我只能靠我自己。我告诉爸爸，我再也不吃药片了。

我上网搜索了解更多关于抽动症的人和事，我认识了一个叫"大木头"的人。他30岁，他的故事让我瞠目。他从小症状严重到辍学，几乎没有办法正常生活。因为抽动症，他没能完成学业。他的父母曾带他到美国和俄罗斯医治过，但是结果可想而知，因为抽动症基本没有什么治疗方法。

上师范第三年，因为各种证书的考试，压力又来了，我几乎没有办法学习，甚至产生了休学一段时间的想法。那个时候正好认识了"大木头"，他跟海夫人一样，在网络上帮助更多需要帮助的人。他对这有切身体会，他了解了我的情况后每天跟我通话，他告诉我如何帮助自己，如何消除压力，如何正确对待抽动症，如何用心去包容一切，如何与抽动症和睦相处。

之后，我开始学会思考，用思考让自己安静，用思考调整自己的情绪。每个人都有很多种苦，每个人都有他的无奈和病痛，而我，只是其中一种，我没有理由抱怨。

我开始不把它当成是一种病，我一直都想着这是老天特派给我的一种考试。天将降大任于是人也，必先苦其心志。我在承受别人无法体会的痛楚，我也在做着别人无法做到的事。我感谢我所遇到的所有包容我的症状的人，于是我学会感恩，学会自己用心去包容一切人和事。

如果这是我的不幸，那我恭顺地领受，与它和平相处。慢慢地，我没有那么急躁了，我不知不觉地开始比其他人都不紧张了，我开始学会如何让自己的心静下来。

我认准了我的方向和我要的生活，毕业之后我考了教师编制。身边的朋友都叫我“淡淡”，他们问我到底是什么让我在各种情况下都那样淡定从容、不慌不乱。其实是抽动症。它告诉我，紧张和慌张会让我更糟。

我本身性格就倔强，任性又好强。如果没有它，我有可能永远是一副嚣张带着戾气、目中无人、暴跳如雷的样子，是它教我学会了宁静、温婉、包容、淡定和感恩，是它教会了我换一个角度想问题。如果没有它，我可能是一只骄傲的刺猬，是它成就了一个更好的我。

我没有办法抗拒它，我甚至认为它是我一生的朋友和老师，让我学到了太多。如果有一天它离开了，可能是因为它完成了它的教学任务，对我的表现满意了。而它会时不时地来看看我，是在提醒我：我需要进步了。

有一次，我跟海夫人说："到现在为止，海夫人，我都没有你了解它，我也不想去了解了。只是你的文字让我学到很多，我想认识你，一是我想我可以跟你做个朋友，不一定只谈抽动症，你的心性和悟性值得我学习；二是我也希望可以帮助到更多的人，让他们活在希望里，让他们看到美好的未来。"

还有需要告诉已经懂事了的小"妥妥"的是，不要有自卑感，不要以为自己跟别人不一样就约束着自己，不好意思与外界交流。

首先要勇敢地面对自己，才能勇敢地面对别人的眼光。当你勇敢地与抽动症和平相处时，你身边大多数的同学、朋友都会理解你的。你需要的是用你的阳光和温暖照耀着你周围的一切，并且懂得包容和感恩，这样自然而然地所有人都愿意跟你在一起。在一片安静的环境里，你的发声、抽搐，可能会干扰到你周围的人的情绪，或者打扰到他们的思考，但是他们都没有责备和埋怨，你得到了如此多的包容，你有什么理由不去感恩和包容他人呢？

你其实跟别人没有任何区别，你只是带着更多的动作在过着正常生活而已，甚至你可以比别人过得更好。

当你在埋怨自己为什么会带着如此的折磨活着时，你想想你是不是还有着一张让别人称赞不已的漂亮脸蛋？

当你可以看着眼前这个丰富多彩的世界时，是不是还有那一辈子都无法看到这个美好世界的失明小孩？

当你快乐地蹦跳于人群中时，是不是还有一辈子都无法站立的小孩羡慕地看着你？

当你可以欢快地唱着足以表达你快乐心情的歌谣时，是不是还有那一辈子都没有办法开口说话的小孩？

你还不快乐什么？你还抱怨什么？

当然，如果你一直把眼睛盯着那个残缺，其他什么都不愿意看到，那么你当然就看不到美好，你的眼里也就只有残缺。

世界是一面镜子，你用什么心情去看它，你看到的就是什么。可能你身上就只有这唯一的一点点缺憾，其他都挺好，这时就不要钻牛角尖，硬是要把它去掉，硬是要去追求十全十美，世界哪来这么多十全十美！

当你的心灵足够阳光和美好，不用你去追求，一切的美好自己会来找你。

它是你的朋友，也许是你一生的朋友，是老天派来你身边的。它时刻提醒你，你需要安宁、温和、包容、感恩。如果没有它，如果你一切“正常”，也许你不知道要自高自大到哪里去了呢！

所以，善待你的朋友，与它和睦相处。它是来帮助你的。当你的功课圆满完成时，你的心灵足够让它满意，它也便完成了它的使命，消失了。

做你想做的事，想干什么就干什么。你可以有理想，可以有快乐，可以活出你渴望的生活。一切都要靠你自己。用你的温暖去感染你的生活，你的生活自然会是阳光的。

学会感恩一切！你只要相信美好，你便会得到美好！

不晓得说了些什么。信口胡来了，但都是实话。

海夫人，谢谢你看完了我的故事！

舟舟

2012年6月

海夫人：我没法表达我当时看到这封信时的感动，真的如沐春风一样温暖、美好。

我第一次被一个患有抽动症的女孩感动，因为那么多患有抽动症的孩子及其家长，那么多成年抽动症患者，他们拥有的最多的情绪就是焦躁和抱怨。他们的话语里充满了对命运的不满，他们不理解为什么偏偏是他们有抽动症，为什么不是别人。第一次和这个女孩聊天我就感觉到她的平和，还有她内心深处强大的精神力量。我甚至觉得她不是一个“妥妥”，因为她情绪平和、言语阳光，她自己悟出来面对抽动症最重要的就是修心，所以她像没有抽动症的人一样生活得健康快乐。抽动症只是帮助和成就了一个更好的她而没有摧毁她，这和那些整天怨天尤人的“妥妥”相比是多么幸运，她成功接受了上天送给她的这份礼物。

你若微笑，生活定能安好！

毕业后，舟舟考取了教师编制，就在小学当英语老师，并且一直到现在。

面对抽动症的过程

海夫人和舟舟在网络上相识后，曾有过非常频繁的接触和了解，忙里偷闲的两个人总会得空便聊天，相互沟通。刚开始聊得最多的是抽动症，而海夫人会习惯性地问对方的经历、体会和感受。

莫名的戾气

海夫人在网上分享抽动症，和成年“妥妥”、小“妥妥”的家长接触，谈的最多的也是抽动症，所以海夫人面对舟舟也一样习惯性地想要了解她的原生家庭。

但是，当海夫人问舟舟的时候，舟舟一口回绝了。她甚至对海夫人的这个做法有点排斥，虽然她知道海夫人并无他意，只是想了解具体的个例情况。

舟舟觉得自己天生就是这样的，从小就带着一股戾气。舟舟挺小的时候就有这种感觉，这股戾气让她不舒服。

舟舟并不想把这些责怪于父母，况且她已经成年，无论这股戾气是怎么形成的，现在都不重要，都已经过去了。她说她会自我担当，自己面对她的抽动症。

舟舟具体是从什么时候开始感觉到身体里有一股戾气的呢？最早估计是在幼儿园时。但那时候她还太小，即便有估计她也不知道，总之就是不舒服，所以比较容易烦躁。

随着年龄的增长，舟舟慢慢明确感知到它的真实存在，也慢慢开始留意观察。

舟舟是第一个非常直观地告诉海夫人感觉自己身体里有股戾气的人，她把自己身体里的抽动症简单描述成一股戾气，一股莫名的戾气。

戾是什么意思呢？戾，即罪过、乖张，不顺从，在字典里的解释不多。总的来说，它就是一股干扰的力量（或者存在）。

有一次，海夫人和舟舟在网上聊天，那个时候因为接触频繁，相互之间比较熟悉，说话也开始非常直接。

海夫人：你知道吗？每次我们聊天，我都能感觉到你的那股戾气，感觉到它什么时候强烈，什么时候不那么强烈。虽然我们隔着千里，但是每次我们聊天，通过你的情绪、你的话语，我就能感受到，感受到它对你的干扰程度，以及它离你的远近。

舟舟：真的？

当时舟舟很惊讶。

海夫人：是，以前我不好意思说，虽然很多时候想问你，但是都忍住了。

舟舟：我现在想想就是一股戾气，真的，就是一股戾气……

海夫人：你有没有想过这股戾气怎么来的？

舟舟：我感觉是天生就有，出生就带着的。

海夫人：你知道吗？我从你这里感受到的这股戾气比较明显，有时候强烈，有时候不那么强烈，但是我从其他成年“妥妥”那里，都没有过这么明显的感觉。

海夫人接触的成年“妥妥”，身体里这股戾气表现得如同可以触摸和看见的，舟舟是第一个。

戾气的由来、干扰

这股戾气是怎么回事呢？对此，舟舟从未认真想过，自打有印象以来，这股戾气好像就存在。

小的时候，舟舟的父母因为不了解抽动症，所以在面对她的抽动症症状时的处理方法并不好，老是批评，说是坏毛病，要舟舟改。

舟舟从小就是一个漂亮的小姑娘，人见人爱，这使得父母会更加在意她的这些抽动症症状，进而促使舟舟自己也在意。这潜意识里或许会导致舟舟刻意压抑、控制自己，而控制症状只会让自己更难受。

身体动作通过控制可以短时间压抑，但是身体动作被压抑则会使这种压抑转向情绪，而情绪不能直接顺畅表达的时候会用比较迂回曲折、晦暗的方式表达，日积月累地就有可能成了戾气，也有点类似怨气。

这股戾气让舟舟难受，情绪莫名烦躁，导致脾气很大。

舟舟是一个幸福的女孩子，父母所有的爱都给了她，在她没有结婚，没有自己的孩子时，她可能还无法深刻体会到这份爱有什么不同。当然等舟舟结婚后有了自己的孩子，她深深地爱着孩子的时候，那份爱的感受就会因此被她体验到、感受到。

舟舟一直认为她出生就带着这股戾气，当然这股戾气不会凭空出现，无论从基因的角度还是家庭环境、养育模式，应该是可以追踪到一些蛛丝马迹的。

海夫人的孩子原来体内就有一股很重的戾气，这股戾气比舟舟的还要重。（海夫人的孩子的具体情况可以看海夫人的书《爱是最好的良方》）

这股戾气是怎样在孩子体内形成的呢？

如果这股戾气特别重，那么它可能在孩子还是胎儿的时候就通过母亲恶劣的情绪传递给胎儿了；接着是在孩子出生后，如果孩子生命的初期是在一个糟糕的环境中，那么母亲的压抑、暴躁、愤怒、悲伤、抱怨等负面情绪，也会传递给孩子。

这一切都会让孩子的心得不到安宁，于是"神"就受到了影响。浮躁导致的那种不安静（心神不安）就是疾病最初的状态，也就是无形的部分。

李辛：中医认为一切病先是神病，然后是气病，再到血病，最后才到什么呢？形病。疾病先从生命无形的部分，即从精神、信息的层面开始出问题；第二个阶段，到气的部分，能量格局和运行规律发生紊乱；第三个阶段，到有形的疾病层面。

戾气就这样来了。

戾气说白了就是由负面情绪或负能量集合而成的，类似于佛经中常说的嗔恨。

有三种常见的破坏性形式导致的障碍（异常）：

一种是戾气。戾气是由负面情绪或负能量集合而成的干扰力量。

一种是因严重惊吓造成人自身正常的系统出现紊乱（年龄越小，受到的影响越大），因紊乱出现障碍。

还有一种是后天养育（或者后天影响）导致紊乱出现障碍，比如错误的养育方式、没有界限的养育方式、养育者频繁破坏孩子自身自然属性的情况等。

这三种形式对孩子造成的影响并不一定会以抽动障碍（抽动症）的方式表现出来，也有可能会以其他类障碍形式表现出来，比如多动障碍、情绪障碍、强迫障碍、抑郁障碍、焦虑障碍等。

海夫人的孩子当年的抽动障碍中这三种形式都有，体内有较重的戾气，孩子在婴儿时期受到过比较严重的惊吓，同时在幼儿时期也经历了比较错误的养育模式。（附注：海夫人的第二本书《看见才是爱》第七章的文章《觉知和实修》里面对人的嗔恨的产生、干扰和影响有具体讲解）

舟舟的父母确实脾气都比较急。

这股戾气对舟舟的干扰就是当戾气严重的时候，她需要独处，否则脾气没那么好。

记得有一次海夫人和舟舟聊天，她那股戾气特别明显。海夫人能感觉到她在拼命地压制自己的那股戾气，虽然拼命压制，但是内心还是憋着一股火的感觉，所以言语上表现出来的就是冷淡。

这股戾气最直接的表现就是：你虽然不说话，但它会自己散发出来。如果不散发出来，当事人会更难受，就好像一个人有火不发出来，那这火硬憋着会伤了自己。

幸好，舟舟后来知道了怎么舒缓地面对这股戾气。她知道让自己慢慢来，让自己从容面对。戾气无论明显还是不明显，她都知道要调整自己，有意识地让自己舒缓下来，保持自我觉察。

舟舟阅读、抄写《金刚经》《心经》和练习瑜伽，尤其是瑜伽的打坐冥想她都有练习。

成年后，这股戾气对舟舟的干扰和影响主要表现在情绪上。她的症状也主要以发声为主，比较轻微，身体动作也比较少。

谈戾气

舟舟：这段时间，那股戾气又来了。回到从前的状态的感觉很不好。

海夫人：你还继续打坐吗？那股戾气来的时候就是面对的机会，因为是一层一层来的，所以需要一层一层地面对。如果一次全部来，人哪里吃得消？

舟舟：静下来时会有种跟那股戾气战斗的感觉，会焦躁。

海夫人：循序渐进，慢慢来。先不用斗争，先看着那股气，平静地看着。

舟舟：最近没有发声了，是有特别想用力的感觉。

海夫人：你一焦躁就不对了，焦虑就是进入头脑“剧情”的一种狂躁状态，潜意识里传递的信息就是：怎么又这样了？为什么要这样？

舟舟：平静地看着时，感觉自己的力量不够，有被那股气冲破的感觉。

海夫人：让这股戾气来，不焦躁，等你有力量的时候，自然可以面对了。

舟舟：就是现在有些焦躁，一下子都不知道该怎么做了。这是以前没有过的情况，竟然不知道怎么平静了，有些害怕。

海夫人：静不下来就出去跑步。

舟舟：刚刚实在静不下来，就去看了你的几篇文章，稍微好点。就是有股戾气，身体特别想用尽力气去发泄出来的感觉。

海夫人：你现在怎样？

舟舟：症状偶尔还会有，影响不大。有件事一直想问你，就是我现在基本没有那股戾气了，这种情况是好还是不好？

海夫人：进步是慢慢的，从量变到质变。和原来比你的症状是往轻发展了，你的情况越来越好了。原来你是单一型的，现在开始转移了。单一型更顽固，更不容易好。

舟舟：之前是身体发紧，现在走路会摇头之类的，但没什么大碍。

海夫人：这就是转移，好事，继续努力。息念，静心。我教的这些都是练习觉知能力的。成年了一样可以好，只是需要自己努力。

舟舟：嗯，我现在具体还要做什么？

海夫人：继续练。

海夫人和舟舟在一起刚开始聊得最多的是怎么样让抽动症康复，或者怎样自我调整、协调平衡，保持最好的状态。没什么症状，戾气也自然就少了。

舟舟一直都有良好的生活习惯，平时有练毛笔字、抄写《金刚经》、练习瑜伽。

但是，舟舟就是不太喜欢运动，属于身体懒于动弹的那类人。

海夫人经常建议她要多运动，养成运动的习惯，并培养一个自己喜欢的运动项目，但是舟舟就是做不到。

海夫人和舟舟在聊她的发声的症状时非常有意思，海夫人告诉舟舟应该抓住一切可以大喊大叫的机会大声吼叫。

海夫人说："你不是小学老师吗？熊孩子是不是都有不听话的时候？熊孩子不听话的时候你就大声吼叫，你试试，其实你吼叫完自己会感觉舒服点。你最常见的症状不就是发声吗？这个方法对控制发声的效果可能比较好。”

舟舟笑了，说：“是可以这样，有时候我确实是这样的，不过我和孩子们关系不错，那些孩子们都挺喜欢我的。”

海夫人说：“另外可以多唱歌，有空可以去KTV飙歌，还有就是运动加静心。”

海夫人建议舟舟随时练习静心，以前舟舟常常是通过思考让自己静心，尤其是在戾气严重的时候。海夫人告诉舟舟这个是需要随时静心。随时静心就是说任何时候都可以去做，比如等公交车的时候，观心、观呼吸让自己静下来，更确切地说就是通过观心、观呼吸更好地觉察自己，把关注点、注意力放在当下，放到身体上。

海夫人建议舟舟平日主动觉察自己，观察一切。再后来，海夫人又建议她增加一心一意的练习，也就是做任何事情都一心一意，做任何事情都努力做到身、心、意合一。

打坐冥想的练习是海夫人最后提出的，其实舟舟之前就有练习，但是因为感觉太难了就没有坚持。打坐对舟舟这样身体里有一股戾气的人来说太不容易了，打坐的时候腿的疼痛并不是最难忍受的，反而来自头脑的干扰、心理的闹腾才是最难的。一坐下来，头脑里“剧情”不断，各种想法闪现，如万马奔腾。

海夫人曾经有段时间，每天反复问舟舟：“你今天打坐了吗？”那个时候，海夫人建议舟舟一天打坐两次，每次一小时。

任何事情都是说起来容易，做起来难。

刚开始舟舟就是做不到，腿太疼了，疼得受不了，还有就是脑子里想法太多，闹腾得厉害。

海夫人告诉舟舟要坚持，一定要坚持。

海夫人说："你不坚持体会一下，你永远没法知道打坐之后整个身体安静下来的那份感受，那简直是太美妙、太舒服了！你会知道浮躁导致的那种不安静（戾气）就是呈现的疾病状态，而这股戾气没有什么药可以更好地医治，唯有靠自己。"

海夫人想让舟舟通过自己的练习真实感受和体会一下打坐入静甚至入定后戾气解除、身心安静后的那份祥和与宁静感，它是那么自然、舒服。

舟舟曾经断断续续地尽量坚持着打坐，在某个暑假状态达到最好。那个暑假的某一天，舟舟告诉海夫人自己现在每天打坐两次，每次可以坐到40多分钟。

舟舟告诉海夫人打坐的时候，头脑里的念头真是多，一个接一个，导致人没法安静下来。

海夫人告诉舟舟这是正常的，人的特点就是这样，头脑思维会每时每刻地制造"剧情"，不跟着这些念头走就好。不跟着走，就是不执着于这些念头。

那些整天被这些念头折腾得疲惫不堪的人是怎么回事？他们太执着于这些念头，把这些念头（头脑思维制造的

“剧情”）当成真的，然后或伤心，或欢喜。

一个人越随时保持觉察、觉知，活在当下，内心的执念就会越少。纠结、拧巴、死磕和想要抓住的东西越少，这个人就越容易进入一种“无我”的状态，外界的纷扰对他的影响也就越少。当一个人可以随时做到“无我”时，打坐这种形式都可以免了。

那个暑假，舟舟的状态和感觉特别好，戾气也随之越来越淡，舟舟发自内心地体验到简单直接的喜悦感和幸福感。

戾气的消失

不记得具体是什么时候，只记得是一天下午，海夫人和舟舟在交流。

海夫人：你有没有发现，你的那股戾气没有了？

舟舟：你感觉不到它了吗？

海夫人：我感觉不到了，并且已经有一段时间没感觉到了。

舟舟：嗯，我现在基本没有症状了，发声也没有了，我感觉那股戾气离我远了，但是还是没有彻底离开，我能感觉得到……

海夫人：所以你还需要继续努力，现在至少你相信你是可以彻底好的，对吗？

舟舟：嗯。

舟舟真的是太沉着淡定了，真的超出了她这个年龄的沉稳，换成别人，抽动症都要好了，早不知道乐成什么样，早就会来告诉海夫人，和海夫人分享了。

之后，海夫人和舟舟之间断断续续地联系着。

2018年，海夫人联系舟舟，问她的近况。

舟舟：那股戾气没那么明显了，不会随时都感受到。只是偶尔地会波动一下，偶尔会发声，可以忽略，对生活一点儿影响都没有。宝宝（快一岁了）一切都好，因为我知道我要做的就是给他全部的爱，让他在爱的氛围中长大。我知道自己的磁场是孩子的一切，所以我会调整自己的状态，觉知自己。尽管仍然会有情绪，偶尔也会抱怨、焦虑，但能觉知，总的来说都挺好的。

抽动症好了

2020年，因为这本书，海夫人又联系了舟舟。

海夫人：你的抽动症现在怎么样了？我现在每次和你说话都感觉不到那股戾气。

舟舟：那个压着的气没有了，我自由了。

和以前一样，舟舟总是这么温和、淡定，倒是海夫人不免激动了起来。

海夫人：戾气没有了？那就是说，你已经好了？

舟舟：不能算彻底没有了，但是基本可以忽略，基本感觉不到，就是偶尔情绪特别紧张的时候还有一点点，但是很快就过去了，就没有了。

海夫人：这么说，你的抽动症基本是好了，身体动作和发声也没有了，现在只是在情绪特别紧张的时候会有一点点戾气。那么你这么多年就是通过自己个人努力来调整、疗愈自己的。你知道吗？我今天去你的空间看了很久，就好像我一直都有在看着你，看你做的点点滴滴，看你练习静心、练毛笔字、抄《金刚经》、打坐冥想等。

舟舟：对，应该是一个过程，慢慢地那股戾气就越来越淡，再慢慢地几乎没有了。

海夫人：你太棒了。

海夫人一激动就说了很多，说到与舟舟这些年的交往，尤其是当海夫人提到进了舟舟的QQ空间时，这也触动了舟舟，也跟着海夫人小激动了一下。

舟舟：我刚刚仔细地回忆了我是怎么到今天这样的，有点想哭。应该是从知道向内看开始的，比如，我知道了抽动症靠吃药很难彻底好的，得靠自身调节。我比较幸运，我好像一开始就知道这股戾气对我造成的干扰是没法通过外界获得平息的。比如，吃药导致的副作用就是嗜睡，但戾气并无丝毫变化。不过，现在我感觉自己到了一个新的阶段。之前一直是一个人在面对抽动症，一个人在悟，自己在这个过程中也有了成长。现在抽动症差不多好了，没什么影响了。我走入人群，有了自己的职业，在家庭里我还是孩子的妈妈，开始了我另一个成长阶段。比如，我对自己的职业，有时候也不是很明白什么是最重要的；还有我在陪伴自己孩子的过程中，也有点不适应自己已经成为一个家长，并且这么快就成为一个学生家长了（孩子上幼儿园了）。

海夫人：真替你高兴！

那一刻，海夫人是又激动又高兴，舟舟也是。海夫人和舟舟其实一直是相互了解对方的，舟舟佩服海夫人的勇敢和努力，而海夫人为舟舟骄傲。她默默地成长，也成就了自己，海夫人相信舟舟会继续成长的。

舟舟现在要面对的不再是抽动症，抽动症也不再干扰她，不再令她痛苦。抽动症促使了舟舟的成长，让她有了比同龄人更多的思考，让她更早地明白需要向内看，更早地明白人生就是一场修行，遇到了困难就要去面对。

海夫人和舟舟有点像是平行时空中不同时间、地点的同一个人，对事物的看法连同经历、体会都如此相似。

什么是真正的爱？爱首先是你自己内心的光明、温暖、付出和关注，这些经由你的心传递给另一个人，而这份爱的流转首先是基于你内心的爱，然后是你对所爱之人的了解。只有了解才能让爱流转，才能将爱传递。

心里有爱，你才会发出爱的光芒。

你爱自己，那么全世界都会爱你。

你若微笑，生活定能安好！

Kevin的自述：感谢抽动症，我被复旦大学录取了！

在拿到复旦大学录取通知书的那一刻，我的内心很平静。回头想来，我要感谢的人太多太多，在这个过程中有一个特殊的存在，那便是我的抽动症。

成长过程中的不被理解

和很多“妥妥”一样，我在六七岁时被诊断出患有抽动症，在很小的时候就不得不忍受该病的折磨，那就是不能够控制自己身体的挫败感，还有随之而来的周围人的不理解，甚至嘲笑。

小学时，隔壁班不那么熟的同学叫我“摇头丸”，我承认他们叫得很形象，只是听起来不那么悦耳罢了，我也无须多说什么。

初中时，我上了一所市重点初中，我的同学们更多的时候都在专注于学习，没什么人特别在意我偶尔的异样表现，也没什么人知道我从前那恼人的外号。当然，并不是所有时候我都可以卸下警惕。我还依稀记得，我在外面上补习班的时候，我总会不时地清个嗓子或动两下，坐我旁边的不认识的同学便会白我两眼，或坐得远些，大概对我印象也不那么好。后来，我总是挑一个人的位置落座，这样就不大会影响到其他同学做题。

求医问药

从小为了治疗抽动症少不了东奔西走，高中前一直采用相对稳定的中医疗法，以控制病情为主。针灸从小学开始扎到初中毕业，基本上一周三次，一次一两百元，各个部位共40多针，直到现在估计有挨过好几万个针眼。各种口味的中药也都尝过，从小练就了不怕吃药的“技能”。

那时候的我不敢向人提起自己的病症，除了至亲的家人，连最要好的发小我甚至都羞于启齿。初中时课业繁忙，难以抽出半天时间去医院，便常常晚上去医生家里扎针。为了节约时间，我总是带着满头银针回家。我像个受惊的刺猬，快速穿梭于街巷之间，生怕被人发现。

从没放弃的治疗

在我考上了一所市重点高中之后，我的父母依旧没有放弃治疗我的抽动症。他们找了一家私立的儿童医院，希望其宣传的中西结合的定向疗法能够帮助我彻底痊愈。从小到大，我已经历了不少的尝试与奔走，内心或许也有些麻木了，也就听从了父母的建议前往一试。

前所未有地，那段时间，每个周日我都得换上蓝白条纹的病服，躺在治疗室的床上，默然地看着比以前扎过的银针粗上数倍的针头在我的身体上进行着“穴位埋植”。当然，忍受的疼痛与恢复精力的时间也要长于以往。

不过，最令我沮丧的是服用的西药（如氟哌啶醇片等）对我个人所起的副作用。我变得对日常饮食忌这忌那，甚至约束自己不去参加最爱的篮球运动；我变得嗜睡，前所未有的无精打采，任凭我怎么挣扎，我仍没有办法集中精力于课堂，成绩自然一落千丈，排名从入校时的30多名一路跌至高一结束时的300多名。

每周一次的治疗大约要花一万元，这是我后来才从父亲口中问出的。一万元是农村户口报销后的费用，而实际上我并不满足于这个条件——这一点我过了更久的时间才从母亲那里知晓。

我的症状也因此的确稳定了一些，不过代价却无比高昂。我不甘心于嗜睡，更不甘心于自己的生活被抽动症主宰。

看了《妥妥的幸福》接触大蒋，停止治疗，不再吃药

高一暑假时，我偶然在网上浏览到了大蒋拍摄的纪录

片《妥妥的幸福》。那是国内首部聚焦于“妥妥”这一群体的纪录片，看过后我深受触动，渴望能与大蒋有更进一步的交流。我设法要到了大蒋的联系方式，联系上他时他告诉我恰好几天后会有一场纪录片首映分享会要举办，我当时便知道我会出现在那里。

我还记得，那一夜他带我们回味了他拍摄的纪录片，“花艺鬼才”吴尚洋的那集令我印象颇深：对他而言，抽动症影响到的并不是他自己，只是他身边的人罢了，而他自己并不把抽动症当作一种病，他只是尽情地释放。

我还记得，大蒋自在地饮着此前被我视为禁忌的咖啡，脸上洋溢着对生活本身的享受。他笑言他早已打开了心结，不再服药，与抽动症共生，享受生活本身的乐趣。

而令我惊讶的是，平素内敛的妈妈在那晚的最后竟然选择了发言，与在座的妥友们分享了我的经历，并表达了对大蒋由衷的感谢。我能体会到，那晚温馨的咖啡厅里妥友们和其他观众其乐融融的氛围，在那轻松愉悦的环境下，只有包容，以及对于彼此的理解。

可以说，大蒋和他所做的一切，撬动了我的心锁。从那之后，我再也没有去过那家医院，我停止了服药。我想，那时的我已成功走上了自我开放的第一步：不再惧怕于告诉别人自身的情况。这正如鲁迅所言：“必须敢于正视，这才可望敢想、敢说、敢做、敢当。”

将抽动症作为研究课题

适逢高一结束时需要准备课题研究的开题（上海高中生的升学要求），我便寻思将抽动症作为研究对象的可能性——毕竟这是一个我十分了解又绝对独特的领域。与大蒋的会面促使我最终下定了决心，并向学校实验中心的P老师说明了开题的初步想法，并坦承了自己“妥妥”的身份，我得到的回应是：“我很敬佩你。”

于是，我便上路了。

关于课题研究过程中的种种，在此就不再赘述了。不过，最令我动容的主要有两点：其一是研究过程中同伴的友谊与温情；其二是经数据分析成功得出结论后，触碰到共同认知的由衷喜悦。

因抽动症课题研究得到的认同和关注

时至晚秋，我们的课题已初见眉目，在完成了访谈的采集后，心理实验也进行得如火如荼。得益于大蒋的搭桥牵线，我获得了《上海日报》的采访机会，得以在报纸相关的专栏登载，同步更新课题的进展。

那一天，当我和搭档收到采访的邀约后，都不由得兴高采烈，晚上也因为进行实验很晚才回到教室晚自修。这激起了同学们的强烈兴趣，引发了大家的讨论。

最后，性情直率的室友小W问我：“你是不是有这个病症啊?”

我从书堆中抬起头来，坦然地回答道：“是啊。”

于是，那个晚自修便演化为大家对我们的课题进度，以及对于我个人病况的了解。

“这才是真正的课题啊!”小O知道了我们一直致力去做的事情后不由得感叹，“你好伟大!”

那时，我因为这句话差点落泪——自己只是站在一个特殊的身份立场上，在做一些力所能及的还不能称之为贡献的事情而已。

晚自修结束了，我正要像平常一样独自踏上回寝室的路，平常总和室友一同回去的小O今天却陪我一起。她以为我很消沉，担心我会不会出什么状况。在她看来，今晚所宣告的一切都像是羞耻的事情，我直言并无大碍，反正自己早已习惯。我告诉她，从我下定决心以此为课题的那一刻，我就已经解开了心结。她说当她听闻症状发作时甚至可能会在课堂上喊叫出来时，真的十分揪心和心疼。

我告诉了她更多有关病症的情况以及课题的详细情况，她主动提出有什么需要帮助的但说无妨。

我真的十分感谢她，那一刻，我想起了茨威格谈到的两种同情：“一种同情怯懦感伤，实际上只是心灵的焦灼。看到别人的不幸，急于尽快地脱身出来，以免受到感动，陷入难堪的境地。这种同情根本不是对别人的痛苦抱有同感，而只是本能地予以抗拒，免得它触及自己的心灵。另一种同情才算得上真正的同情。它毫无感伤的色彩，但富有积极的精神。这种同情对自己想要达到的目的十分清楚。它下定决心耐心地和别人一起经历一切磨难，直到力量耗尽，甚至力竭也不歇息。只有下决心走到底，直到最终的痛苦的结局，只有怀着巨大的耐心，才能帮助别人。只有决心作出自我牺牲，只有这样，才能助人!”

我想，这大概属于后者吧。

为了课题我连日忙碌，又为赶上作业进度接连熬夜，甚至参加学校篮球比赛也耗费了我不少体力。种种因素的叠加，使得我的症状在一个月后暴发出来。

一天晚自修时，小W直接走过来跟我说：“你能不能不要发出那种声音？真的很令人恶心。”我当时觉得他可能没意识到我有抽动症，后来就掐住自己的脖子度过了晚自修。

晚自修结束了，我离开后，小W遭到了教室里其他同学的“围攻”。回到寝室后，他单独叫我到阳台上聊聊，他想要向我坦诚地指出这个问题。

他其实也是为了我好，他说即使在如今的这个环境下，大家都会习惯于并宽容我的症状，但是如果不找个办法把它控制住或是隐藏起来的话，以后也必然会面临很大的问题。在他看来，其他同学之所以不指出我那恼人的声音，其实是没能想出真正解决问题的办法。

我平静地听他讲述了这一切，心中并没什么波动，因为我意识到这是我迟早要面对的问题。

这次阳台谈话是成功的，并以我们的拥抱告终。我采取了他的建议，马上上床休息。未眠之余，我打心底里感激自己身处于这样一个高素质的环境里，能得到同伴的理解和帮助，感激他们对我说的："我们总归是想帮你找出一个解决办法。"

抽动症调查表数据整理

去年隆冬的一天，在获得了调查问卷的数据后，我用了整整一个下午，终于游出了数据苦海，从那绞尽脑汁的思维逻辑中解脱出来。晚上，在得到技术人员的指点后，我才算是走上了数据分析的正轨——她帮我解决了将得到的数据转化为图像的问题。

当我绘出第一张接受度与支持度的图表时，心中已有了小小的满足感。但我并不止于此，于是又花了好长时间把数值的集中密度画成了散点图，并以曲线连接，做出了四种关系的前后测试对比版本。

大功告成的那一刻，我心中的激动之情溢于言表，不由得从椅子上跳起来，在地上乱蹦。

要是放在以前，我是难以想象一个人，并且那个人是我，为了两张图能够激动成这个样子。

因为，或许这将是一个历史性的时刻。我很难用言语来描述我那时激动的心情。

这两张图不仅是我于抽动症方面最大的研究成果，也可能是国内第一次有人触碰到这个调查领域的边界——以量化的形式（至少当时的我是这么认为）。"研究者最大的快乐在于突破自己的边界，而一流学者要突破的，是共同体的边界。”

科创大赛二等奖

春天到来了。我为科创大赛做了最后的准备，并且重返男篮校队，为了儿时驰骋赛场的梦想重新投入了训练。

科创大赛结果公布的那一天，我正在晚自修，我收到了来自Cheryl的短信：“二等奖，没进终评。”看到消息的那一刻心有不甘和难以接受，毕竟之前课题组大家的定位都很高，几乎没有想到会是这样的一种结果。想想不能站在更高的平台上向教授们展示这个至少在国内领域开创先河的项目，真是一种莫大的遗憾；不能通过更大的平台让更多人知晓我们所做出的成果，也真是十分可惜。

我不曾料到参加科创大赛就以这样一种方式终止了，感觉这并非对我的最大肯定。

P老师给我们发来了鼓励：“比赛结果或许有运气等等不可知的因素，但是希望你们不会因此动摇对自己的认可。项目本身的价值不会因此降低。你们是我带课题组以来见过的对人类社会和人群状态的研究做得最好的一组。希望你们以后还要常常来实验楼办公室转转。另外，本来是想大赛结束后再问你们的，不过现在就问了吧：深圳一所重点学校的同学想把你们的研究朝深圳引，在你们的指导下把这个事情接过去，你们看是否愿意？”

我很高兴我们成为他眼中一个学科类别内最优秀的团队，也很欣慰有人愿意接过我们的研究。

心中是有复杂的情绪的，去洗手间时，有点想哭，却发现自己一点也流不出眼泪。或许那并不是合适的情绪，我于是用这段时间给自己洗了个头。

来自篮球队队长的理解和肯定

回到男篮校队的我担任射手的角色，在队长的调度下打得如鱼得水——我尤其着迷于精准投篮入筐的成就感，我想大概是因为抽动症使我总是没法自如地控制自己的身体，于是我便格外珍惜在篮球场上精准投射的那种感觉吧。

有一天训练结束后，一同洗漱时队长问我："欸，你为什么总会抽两下啊?"我告诉他那是因为我有抽动症，他一开始还没有听清，我还跟他具体解释了一下。"哦，不过没有关系，你打得很好！手感来了就放开投，我们都可以给你做球。"队长是区里首屈一指的篮球手，得到了他的肯定与信任，在我看来算是很高的荣耀了。

当然，更重要的是，抽动症不再成为限制我生活的枷锁，只要是我想要做好的事情，我完全有能力抛开那些顾忌，享受生活本身的乐趣。

抽动症课题研究参加“未来杯”社会实践项目大赛

时光流转，我进入了更加繁忙的高三。有一天，P老师问我有没有兴趣参加一个叫作“未来杯”的社会实践项目大赛，他说如果进了终评，需要制作展板并且前往现场向教授进行答辩。我稍作思量，决定报名参赛——尽管高三课业繁忙，但我不想错过这样的一次机会。

这一次我算是取得了突破，在亲手制作的展板下向来访的教授们介绍我们的课题，并且普及抽动症知识。我们也成功入围了最终轮，我获得了向教授们进行答辩的机会，他们也对我们的课题意义与深度做出了高度评价。

领取奖牌的那一刻，我想我大概弥补了科创大赛上的遗憾。当然，更重要的是，我终于可以在更大的舞台上为“妥妥”这个群体发声，让更多人认识抽动症并接纳“妥妥”这样的一类人。

入围复旦大学综合素质评价面试

在“未来杯”社会实践项目大赛结束后，我的抽动症课题研究算是告了一个段落，我也全身心地投入了高三的紧张学习中。

所幸不懈的努力获得了应有的回报，我在高考中取得了令人满意的成绩，入围了复旦大学的综合素质评价面试。

在面试时，其中一位教授让我用一个词概括我高中最大的收获。“是勇气。”我沉思片刻，坚定地对他说出了这个词，并向他讲述了自己与抽动症相伴相生的心路历程，包括直面抽动症需要付出的巨大勇气。这是一个我无比熟悉的话题，我得以侃侃而谈。在面试的小房间里，时间过得飞快，往昔与抽动症相伴的种种情景如同电影一般在眼前快速闪过：自己的挣扎与奋斗，父母的执着与信任，他人的理解与接纳……感觉对面的教授也多少受到了些触动。

最终，我成功被复旦大学录取！感谢抽动症！

如今，翘首期盼的复旦大学录取通知书已经送达我的手中。接过它的那一刻，我感受到的不仅仅是梦想实现的喜悦，更是一份沉甸甸的社会责任。我很高兴我兑现了当初的诺言，将自己还尚浅薄的研究成果与各位妥友分享，并且我想要向各位妥友传递一点自己的切身体会，那便是：不要让抽动症成为你的局限，更不要让它束缚了你自由的思想。

罗曼·罗兰曾经如此写下：“真正的光明绝不是永没有黑暗的时间，只是永不被黑暗所掩蔽罢了。真正的英雄绝不是永没有卑下的情操，只是永不被卑下的情操所屈服罢了。”

你尽可以将绝望的囹圄化作助飞的双翼，是的，尼采曾说：“那些杀不死你的，终将使你更强大。”我难以想象若是没有抽动症，我怎能练就对自己身体的掌控力，怎能借机获得社会科学的学术启蒙，又怎能阅读从前未曾读过的典籍，结识那么多良师益友？若是没有抽动症，我可能仍只是象牙塔中的一个懵懵懂懂的存在，又怎能跳脱出自己的舒适圈，去遍览这个社会的众生相？社会群体中多数与少数的关系是一个贯穿古今的命题，我对其兴致盎然。

在中国，“妥妥”这个群体的人数不少，但至今却仍未能获得与其数量相匹配的社会关注度。我们所做的，不过是一种星火式的理念传递。正如大蒋对我们的课题所做的评价：“自我探索和推动，就是一种自我医治。”我们同样希望有更多的“妥妥”能够完全接纳因自己的症状而带来的不完美。

在我们先前对大蒋的专访中，他也谈道：“有人认为告诉别人自己有抽动症是耻辱，这是一种错误想法。而敢于向外界发声本身就是一种普及的过程，也是一种自我救赎。”

大蒋的期望同样是我们的期望：“希望抽动症也和感冒发烧一样被所有民众认知。有人会因为自己得了感冒而羞耻吗？”

通过研究，我们坚信对抽动症认知度的提高将带来相应的接纳度的提高，我们也等待着那一天的到来。

Kevin

2018年7月

一位32岁“妥妥”的自述：刚出生就受到惊扰

32岁“妥妥”：海夫人，您好，先自我介绍一下。从小到大，别人见到我都说我长得好，要是把坏毛病改了就更好了。我从记事起就知道自己有抽动症。

海夫人：抽动症是坏毛病吗？确切地说，是一颗心受了惊扰（或者受了伤害），导致心自主的良性动力循环被破坏，所以有了许多稀奇古怪的行为。

32岁“妥妥”：昨天有网友介绍我去看您的文章，于是我便去看了。对于您的文章，有的我仔细地看了，有的我简单地浏览了一遍，但受益匪浅，也给我增加了一些信心。

我出生时已经有了两个哥哥，可能是因为家里男孩太多了，我也是男孩，刚出生时父母就把我送到姑姑家养。在姑姑家的第一个星期，我每天都啼哭。

一个星期后，因为妈妈太思念我了，就又把我接了回来。回来后，因为妈妈母乳少，于是对我是用牛奶和母乳一起喂养。听妈妈说，我从小就很少睡觉，大人几点睡，我就几点睡；大人几点醒，我就几点醒。在我的记忆里，我就没有睡过午觉。

海夫人：不少“妥妥”都有这样的特点，就是不爱睡觉，精神亢奋。

刚出生的他被迫离开母亲到一个陌生的环境，他可能因此受了惊吓，而且这个惊吓不小，在姑姑家的第一个星期他每天都啼哭。人在过度受到惊吓时所得到的就是“惊心动魄”。他在生命的最初期“心魂”便被干扰，可能正是这样一场折磨，令他的神经格外敏感。这个时候如果家里的大人能用一种特殊的办法哺育他，即用袋鼠妈妈的办法，每天把他兜在怀里肌肤相亲，那么就可以极大地抚慰和安抚他那颗受到惊吓的心。袋鼠妈妈的办法特别适合受到惊吓而极度恐惧和没有安全感的孩子（0~3岁）。

每个孩子刚出生时最依恋的人就是母亲，离开母亲的子宫，孩子渴望的就是母亲的怀抱。这份感情和心理需求没有任何东西可以替代，所以每当听到一个人自幼就失去母亲的怀抱，老人总会叹息道：“真可怜！”

如果刚出生时的这种惊吓没能得到及时的安抚，惊吓的伤口没能及时修复，那么这个“惊魂”的印记很可能陪伴孩子终生。他可能因此易怒、敏感、缺乏安全感，同时很难完全信任旁人。

32岁“妥妥”：因为是家中最小的孩子，家里人对我都很偏爱，但很小的时候被摔过头。

小时候的我，在智力方面很聪明，记忆力超乎常人。在心智方面很敏感，很害怕家人出事，爱胡思乱想。有时胡思乱想到一些最害怕发生的事情时，自己会难过地哭。现在也还是一样。

而且，小时候总是担心家里门没关好，会去看一遍又一遍。

海夫人：敏感，缺乏安全感，这和婴儿时期的经历有关。受到惊吓的孩子因为缺乏安全感、过度焦虑会导致不由自主的胡思乱想。如果大人没有意识到这个问题，或者是不懂，就没有办法帮助孩子修复。孩子自己并不知道如何进行自我修复，孩子只是会本能地排解，时间长了不断地重复这种排解，焦虑和惶恐不安感就会开始以另外一种方式呈现。当他开始担心家里的门没关好，而一遍一遍地去确认时就已经开始向强迫症发展了。

如今成年的他需要靠自我修复，有意识地进行自我调整，通过自己的努力逐渐减轻这种症状。

32岁“妥妥”：从记事开始，我就有爱挤眼、甩头、甩手等坏毛病。对此，家里人都是责备，常常责骂我，说我是这个毛病下去，那个毛病又出来。

小学的时候，老师也说我，同学们也笑我。同学们还给我取了个“挤巴眼”的外号，所以我的小学时代是黑暗的。每次一到星期天的下午，我一想到第二天就要上学，就满心恐惧。在一起玩的朋友也欺负我，有一段时间，班级里流行送贺卡，有一个小朋友给我送的卡片上的祝福语就是：“希望你能把你的坏毛病都改了！”我收到后，偷偷地把那行字给粘了，然后写上其他字。

海夫人：多么遗憾，如果当时父母和老师对他能多一点理解，同学们对他多一点包容，他也就不用背着这么沉重的心理包袱长大。挤眼、甩头、甩手这不是什么坏毛病，这些动作只是自动疏通身体瘀堵的一种方法，是人的一种自我防御。动作保护的是我们的心，就好像我们的身体对疼痛的反应，我们会快速地躲避造成我们疼痛的疼痛源，以保护我们的身体不受伤害；如果我们对疼痛没有反应，我们的身体就会被无限伤害。抽动症的动作起到的也是这样防御的作用，最大限度地保护我们的心。当动作无法被做出时，“妥妥”的内心会有说不出的难受，会焦虑，并且这种感觉会蔓延。

32岁“妥妥”：在家里，虽然父母和哥哥们对我很偏爱，但因为不明白为什么我会有异于常人的动作，因此对于我的异常动作，也都是责备我，让我控制。

到了小学五年级的时候，在家里我从一本书上看到一篇文章，知道了我这些动作可能就是抽动症的症状。从那以后，只要小朋友来我家玩，问我为什么会有眨眼、摇头的坏毛病时，我妈妈就会对他们说，这是一种病，叫抽动症。对于妈妈的这种做法，我心里很不舒服。其实这样说，小朋友不会因此理解我，而只会一传十、十传百地知道我病了，甚至有的人还会担心传染，从而不太乐意让孩子和我玩。所以说，我的小学时代是黑暗的、痛苦的。

海夫人：家长在进行错误的心理暗示，暗示孩子的动作，暗示孩子的不同，效果当然不好。

32岁“妥妥”：直到上了初中，也交了几个好朋友，其中一两个是真心地和我交朋友，但多数还是会瞧不起我，也会给我取外号，我很怕别人故意学我的动作。

初三时，我要求父母带我去医院看病，医生给我开了泰必利，吃了确实有效，但就是困，上课都是在睡觉中过来的。我吃了几个月药，但停药后症状却更严重了！紧接着是中考，没考好，落榜了，我又复读一年。

后来，我上了一所普通高中。高中三年，应该是我学习生涯中最快乐的三年。住校时，和宿舍的人相处得很好，就是不太爱学习。因为是普通高中，班级同学都不太爱学习，也没什么压力，每天放学后就在宿舍聊天、吃东西，我感觉那三年我的症状很轻。紧接着是高考，我还是没有考好，落榜了，同样我又复读一年，但复读这一年我已经没心思看书了，都是在走马观花。再高考，依然落榜。

最后我上了一所普通的大学，我选了计算机专业，我从这个时候才下定决心要认真学习。我每天早上6点起床，晚上11点睡觉，功夫不负有心人，我的成绩在班级里名列前茅，也是班级里面毕业最早的一个人。

大学，让我知道了我有多聪明，但压力也让我的抽动症加重。我很后悔，早知道这样，还不如不上大学。

海夫人：压力不是让抽动症加重，是压力让症状看上去多了。许多人认为症状表现得多就是抽动症严重了，这是一个误区。症状是“妥妥”自身情况的晴雨表，症状多只是表示这个时候你压力大、紧张、焦虑，整体状况需要调整。

如果他能早点领悟到这点，知道反思和总结，在每次症状出现的时候积极面对、调整，那么经过几次反思和总结，他的抽动症应该会往好的方面走，症状可能会越来越轻。但他始终在向外找原因，而没有向内找。

32岁“妥妥”：我非常专注做一件事情的时候症状几乎就没了，我也不知道为什么。

海夫人：当非常专注地做一件事情尤其是喜欢的事情时，身心有可能达到极度的放松，这个时候不会有症状也是很正常的。如果一个“妥妥”可以让自己处在身心放松且舒适的状态，症状应该不会出现。因为心静下来了，心情柔和了，身体自然也会进入如此状态。身体内外相互影响、相互结合，相辅相成。

一位程序员“妥妥”的自述：不要光用脑袋，要身体力行

海夫人，我是一个“妥妥”，“抽动症”这个词我是今年才知道的，之前一直以为自己是多动症。

我这个病是从6岁开始的，之前没有什么症状。6岁那年，我落了一次水，然后就开始有抽动症的症状了。

家里的环境以及自身成长的经历等，也可能与我抽动症的形成和至今都没有好有关。

我现在是一个程序员，每天面对电脑，并且经常熬夜，这使得我肝火旺盛，却也没找到好的解决方法。

对于抽动症的感受是身体里的筋老是想抽动，如果运

动运动或打打太极什么的，筋脉舒展了，症状就会缓解很多。

建议“妥妥”还是从事一些有利于身体健康的工作比较好，最好不要从事需要熬夜、容易上火的工作。我觉得程序员这份工作，经常熬夜以及面对电脑，都不太利于抽动症的康复。我甚至觉得可能“妥妥”最适合干的还是体力活吧，因为这样筋脉更舒展，气血也更流通。

可能是一种特质吧，我容易兴奋，有时会感觉大脑思维好像都跑飞了，而身体却不知道该怎么做，只能一个劲儿地抽搐。我能够感觉到这是肝火的作用，因为有时感觉心慌慌的，有点血不归心。如果食用一些平肝潜阳的东西，内心就会舒服很多，症状也会缓解许多。

看了海夫人的文章，非常感谢海夫人的分享，也看到了一些成功的案例，我对自己的康复也有了信心。

我不建议吃那些镇静类的西药。我以前就有过吃这种西药产生副作用的情况。那个时候是初中，每日都昏昏沉沉的，老想睡，小学时一直觉得非常容易的数学成了“老大难”，后来我怀疑这个药有副作用就停掉了，昏昏沉沉的状况才好起来。

我作为一个成年却没有痊愈的例子，讲一下我自己的“保养”体会：少吃人工合成食物，少使用电子产品，多看看书，多接触大自然，多运动，正常作息。身体有强大的反作用力，要善用身体。千万不要自暴自弃，信心非常重要。真的，有时候身体不断抽搐真的让我万念俱灰，但是每次都是不放弃、继续想办法的想法让我坚持下来，一次次地让自己恢复到正常的状态。这中间很重要的一点就是要多总结，总结出适合自己的生活方式。不要太追求完美，要脚踏实地，让四肢和头脑合拍，否则头脑太活跃而身体跟不上就会出现不断抽搐的情况。

我的建议是做一些手脑并用的工作，不要老是光用脑袋思考，要结合肢体行动。

我自己感受到的一点就是，很多家长以及患者对抽动症的认识不深，碰到抽动症就不知道怎么处理。作为“妥妥”的我，对推广对抽动症的正确认识以及处理方法有着十分强烈的愿望和期待。就如海夫人所言，这不仅仅是生理问题，还是心理、教育问题。我也非常希望大家能够更加明白爱是什么，知道如何正确对待孩子，如何正确对待亲人。

雨

2016年11月

一位18岁“妥妥”的自述：身体内确实有一股力量

您好，海夫人。我今年18岁，是一位正在读高二的男学生，也是一个“妥妥”。

我从小到大都觉得自己不同寻常，身体里有一股气，热热的，需要用鼻子呼出来才会舒服。不需要呼出热气的时候，我就需要做很多动作，比如转圈圈，用脚点地，反复地、快速地来回踱步，然后就是要打嗝、挤胸这样才会舒服。

到了初二、初三时，这些就变成了脑子里的难受感。这种感觉很微妙，似乎由于自己长时间的抑制，这种脑子里的难受感成了我的背景音。我试过在这种感觉里待着，不去做反应，不去抽动，虽然内心深处知道这不是我，但是在这种感觉里我似乎能更多地以一个正常人的身份去完成许多事情，包括拿到自己理想的成绩。这也许就是我的舒适区吧，虽然身体痛苦但是心理上很舒适。后来当我有一阵子主动让自己去抽动，去找回自己的状态的时候，却意识到没有这种难受感的生活会更加美好，我开始厌恶那个舒适区了，总是不由自主地绷紧整个脸。但是这种绷紧还不是一种释放，我也是最近才知道，绷紧了脸，还要将头后仰，同时呼出热气才会舒服。

抽动症真的是需要摸清它的脾气才能缓解，这也是我一直有点疑惑的。我似乎不懂得该怎么释放自己的痛苦，有时看到那些小孩子在随着自己的心意抽动时，我还很羡慕。

也许您会问我为什么去年才确诊，我觉得可能是我太要强了，要强到一个人承受了所有。我不想让别人发现我的奇怪之处，我努力地表现得和正常人一样。而事实也证明，我的演技很好，高中以前，或者说中考以前，没有人发现我的异常，所有的一切只有我一个人知道，但我也只是知道自己奇怪，却不知道原因，也不敢告诉别人，包括家人。

初中时我是住在同学家里的，我会时常一个人在房间里呆呆地坐着，感觉脑子里很难受，像要炸了一样，然后脑子里也一直在想东西。到最后，实在是需要学习了，就逼着自己去学习。我就告诉自己，我不仅有自己的梦想，我身上还担负着父母的期望。不知道为什么，这种方法对我特别有用，我用这种方法取得了理想的成绩，但是取得这样的成绩的代价太大了。

中考以后，应该是我症状的一个爆发期（同样地又是没有人知道的爆发期）。那段时间我会不由自主地绷紧头部，但是为了不让别人看出来，我努力抑制着，而且那段时间，我还特别抑郁。

当我拿到成绩的那一刻，我实际上不知道该怎么开心起来。我不是因为开心而手足无措，而是将那股力量抑制在身体里的代价就是我的手脚都被束缚住了。我感觉我好像用我自己的能量给自己喂了一把精神类西药，可以说我是在逼着自己表现出开心的，而且在之后的很长一段时间里我都是这样的状态。

我以这样的状态上了重点高中的重点班，可想而知，我更加地难受了。我无法专注听课，我用尽我以前所有的办法去让自己学习，可是一点用都没有。现在想起来，就是那股力量已经不可抑制了。

我一直在这种煎熬的状态里忍耐着到了高二，在我几近崩溃的时候，我的两个姐姐果断让我休了学，我到现在还很感谢她们逼着我做的这个决定。

在休学的过程里，我接连被误诊为癫痫和发作性运动诱发性运动障碍，治疗花了差不多有一万多元。直到休学的最后一个月，我发现自己应该是抽动症，并在姐姐们的帮助下，最终找到了一位儿科专家确诊。专家人很好，他让我放开了吃、放开了玩就好，没有给我开药。

就这样，我复学了。复学以后，由于知道自己的不适是抽动症造成的，而且只要抽动症的症状释放出来以后，我就是正常人，所以我一直坚持着去释放，主动去寻找机会释放。

说实话，一开始，好像我再怎么释放，那种难受感都在。后来我才发觉，每一种难受感都有对应的不同动作，需要对应着去释放。就这样坚持着，偶尔伴随着崩溃，我能感觉到自己在曲折地前进了。

很痛苦，但我坚信这是一个蜕变的过程。而且我也发觉，以前许多上了高中以后无解的问题瞬间有了解答，比如，为什么我跟人讲话时会感到紧张，为什么我越来越开朗不起来。其实，这都是因为我的抽动得不到释放，或者说我不敢在人前释放，宁愿痛苦也不愿释放。这是我多年来养成的习惯，我很感激这种依旧带着小心翼翼的释放，虽然效果很慢，但还是有效的。

那半年里我改变了许多，我也越来越自信和开朗了，后凭借着自己的努力，我又考上了重点班。考上重点班以后，并没有发生什么变化，我依旧坚持释放，坚持让自己看淡成绩。在每次考试或者是完成老师布置的任务时，我都会先告诉自己：做不好很正常，这次应该又要做不好了。在同学们称赞我拿到好的成绩时，我只在心里开心，嘴上说的永远是："只是幸运而已。"这样做不为别的，只为减轻学习给我的压力。

我在曲折中前进，在这个由于疫情而被延长的寒假里，我有了好多时间来研究自己。我研究了许多好的方法或对应的方法来应对我的症状，从而让我自己更舒服。我不仅研究出了在家里的应对方法，我还研究出来了一套在学校里的方法，虽然还没有在学校里实践过，但我相信在学校生活中也会给予我很大的帮助。

这套方法包括早晨醒来时用瑜伽体式和拉伸动作唤醒自己的身体，中午睡觉时按摩头部，晚上睡觉前做一套自创的动作。虽然在这套方法实施后，我在学习时的挤眉弄眼和呼出热气的症状仍是没有停过，在这种状态下我的学习效率也比较低，但我可以将每一个知识点都记在心里了，因为我的大脑是通畅的、不难受的。

再来说说我的家庭。我的父亲是个孝子，时常为了叔叔伯伯和爷爷奶奶的利益而牺牲自己家的利益，我的妈妈是个精明干练且有些完美主义的女人，他们两个人的关系在我小时候时常剑拔弩张。

曾经有一次，我的妈妈在房间里面哭，我和我的三姐在外面"对阵"四个大人，分别是我的姑姑、爷爷、奶奶和爸爸。对的，你没有听错，我的爸爸在我们的对立面，他们在尽力数落我妈的不好，而我们两个不超过14岁的孩子在维护我们的妈妈。特别是我，最小但是说得最多。后来我妈因为受了太多委屈得了焦虑症，这也是我为什么不敢把抽动症的症状表现出来，一直要求自己优秀的原因之一吧，因为我只有“正常”了我妈才会高兴。

再后来，我们搬家了，离开了老家，爸爸在逐渐改变，妈妈也在逐渐改变，他们的关系逐渐缓和。但是我还是很讨厌我爸，我觉得我妈还在受他的气，我觉得他的沟通方式有问题。我尽量让自己去喜欢他，但是我跟他在一起时还是感到别扭，我甚至觉得他就是我在家里最大的“抑制源”。

寒假那段时间我因为用了自己摸索出来的方法，感觉状态是十分好的。虽然晚睡，但是早起，我的精神也特别好。我没有压抑症状，一直在释放，很开心地释放。我将自己比喻成管道工，哪里堵住了就弄哪里，弄通了就舒服。

我的父母在这期间又发生了两次冲突，其实也不是冲突，就是我爸对我妈讲了一些不好听的话，或者是表情不太好，我就很难受。

父母发生第一次冲突时，我自己感觉到难受，就躲进房间里面，疯狂地抽动。但是即使我躲进房间里，我还是会对外面的风吹草动十分敏感，这也是当年父母经常吵架时，我无意中养成的习惯。至今，我在房间里还会因为外面的风吹草动而不舒服得缩成一团，听见什么脑子里就会惊一下。这种习惯甚至被我带去了教室。在教室里，在我的抽动得不到释放时，我也对教室里的任何动静都十分敏感。第一次冲突给我带来症状后，我告诉自己我改变不了他们，我只能改变自己。

到他们第二次有冲突时，我受不了了，我觉得我有必要说出来了。我冲出去，对他们一顿控诉，然后我抱着我的姐姐大哭，哭着哭着开始怒吼，整个身体都在颤抖。我很难受，我的家人都在我旁边哭，除了我爸。哭完我不觉得有多释放，反而更难受，于是我躲在房间里让自己疯狂地抽动，中间让妈妈进来陪了我一会儿，但是说到底我还是有点介意让他们看见我这样子，有点介意说出自己的难受。即使我躲在房间里疯狂地抽动，我的难受感也难以减轻，我觉得是大爆发要来了，这是一次机会。

海夫人，其实早在我确诊抽动症的时候，我就关注了您的微信公众号，之后也买了书。可以说，您是我了解抽动症的引路人，正是看了您的文章和听了确诊时医生对我说的话，我在抽动症的康复道路上有了正确的大方向，很感谢您，感谢您的付出！

正如您所说，我的身体内确实有一股力量，有一股热气，之前的我因不了解而过度抑制，后来读了您的文章和书了解抽动症后，我觉得现在我在经历的就是尽量地释放，然后在释放的过程中，去感知这股力量或热气，让它以一种温和的方式在体内流动，让我的身体畅通。这就是我要做的和要努力的，我也做到过。总而言之，谢谢您！

海夫人，您所提的建议我大部分都有在做，比如伸展身体（伸懒腰）、自我觉察，效果不错。

您的一篇微博文章让我更加确定我的大方向没错，要的就是坚持。18岁了，95%得靠自己去努力，自己不放弃自己，自己去找回状态，自己去康复！

谢谢您！

印象

2020年3月

海夫人：这是一个18岁“妥妥”看了我的文章和书后，经过体验、实践、摸索后与我分享、交流的内容。

这个刚成年的“妥妥”之前描述的抽动情况类似于感觉抽动，到后期的表现类似于强迫思维，当然这可能是因为开始他不了解抽动症，盲目压抑自己的症状导致的。后来他知道有瘀堵需要主动去疏通，难受了需要主动释放出来，从他不刻意压抑症状开始，前期那种类似于感觉抽动、强迫思维导致的难受感后面基本没有了。

“妥妥”活在当下，真实感受并任其抽动也是一种和自身连接的能力。不少成年“妥妥”在症状出现的那一刻是厌烦的，久而久之内心的这种排斥与不接纳，只会让身心瘀堵情况持续。

一位“妥妥”妻子的自述：爱是彼此看见，共同成长

在计划多次以后，终于有时间坐在电脑前写出我和老公与抽动症共存的这十年。

其实在前几年的时候我是不愿意敞开心扉与别人谈抽动症这个话题的，因为基本上没有人能够理解这个病症，包括我自己在内。自从关注了大蒋的“妥友之家”，我对这个病症才有了一些新的认识。

我与老公相识于大学，当初他比我高一级，我们是师兄妹的关系。第一次见他的时候觉得他憨厚老实，不善言辞，正在抄着英语老师罚写的英语单词。正因为遇到他，我才相信了缘分。我不是那种漂亮高挑的女孩，相反比较威猛高大，也不相信自己在大学期间会遇到自己的爱情。

与他比较熟悉以后，渐渐地我对他的性格有了些了解。他是一个非常执着且固执的人，曾经在工笔花鸟画起稿的时候，连续地画了9张，当时在系里都出名了。后来我才知道这可能和抽动症并发强迫症有关系，他容不得一点的瑕疵。

在大学，他也是打篮球的好手，每买一双新鞋不出两个月鞋底就会磨出一个大洞。当时，他的抽动症症状并不是非常明显，他喜欢甩腿、动脖子，但是幅度非常的小。

偶尔也会吐唾沫，坐着的时候突然动一下，但是在我眼里我根本没把这当回事儿，我就觉得这是个人的习惯问题。整个大学我们过得非常开心，他的症状也没有特别明显。

我大学毕业时老公已经在北京工作了快一年，而且事业也比较顺利，他做游戏，我做动画。最开始的时候我们在北京租了一个半地下室，当时他一个月工资2500元，我没有工资，半地下室的租金是一个月500元。每到他发工资的时候我们就会在附近的一个烧烤摊上吃点烧烤，每次吃烧烤都没有超过50元，这样的生活持续了将近一年的时间。

2012年初的时候，我找到了一个比较满意的公司，但是和我们住的地方相隔太远，于是我们决定搬家。第一次搬家就被别人骗了2000元，没有住到一个月我们就在香山附近找到了另外一个住处，10多平方米的房子里只够容纳一张小床和一张桌子。后来由于房子刚建，到了返潮季节的时候房顶会沁出很多的小水珠，于是我们又搬了一次家，这次搬家是一次噩梦，也是老公抽动症大爆发的前奏。

在一次偶然的情况下，我发现他喜欢发出“吭吭吭”的清嗓子的声音，开始的时候声音不大，我并没有太在意，但是过了一段时间以后他发声的频率开始密集，而且声音变大了，我就会满脸都是嫌弃地说他，制止他。当时他也只是表现出很不高兴的样子来，到后来我才知道，其实他当时已经在克制自己了，因为在2012年国庆放假的时候，他妈妈就问过我有没有发现他哪里有变化，我当时并没有放在心上，就说了句没有。

随着他后来发声的音量增大，我每天都会心情不好，会和他理论，因为我觉得这个声音是从他嘴里发出来的，那么他也可以憋回去。出于爱面子，我怕吵到了隔壁的邻居，我再一次任性地选择了搬家。我们在附近找到了一个两居室，一个月2500元，那时候我们的工资加起来差不多有15000元了。

搬家没多久我觉得他的症状反而更加严重了，不停的高分贝的发声让我接近发狂。我们几乎每天都在吵架，每天都在探讨这个病症。老公不善言辞，每次吵架他都默默地承受着。有一次吵到最凶的时候我气得几乎要崩溃，整个精神都处于紧绷状态，就觉得为什么他会控制不住？他是不是在故意折磨我？

当天晚上我就发烧到将近40度，而他并没有因为前一天晚上我对他的责骂记恨我，他请了两天的假，在家中照顾我。

小区的居民开始对他有了意见，有一次晚上回家进小区大门时，一位大爷看见了他就学着他怪叫了一声。楼上也有找下来的，说他影响了别人的休息。周围貌似所有的不解都在侵蚀着他，到后来他连门都不愿意出。每次出门他都非常忧郁，两眼无神，坐公交的时候别人也会向他投来奇怪的眼神。公司当时也给他提出了意见，领导很婉转地跟他说愿意给他长假让他回家休息，这对他来说又是一个打击。

现在想想我后悔不已，如果我在刚发现他病症的时候，积极地对他进行疏导，不那么频繁地搬家，不对他加以指责，他后期是不是会恢复到和大学时期一样？是不是就不用承受这么多的痛苦和异样的眼光？

2012年11月，他的抑郁症状加重了，我觉得如果继续留在北京他会发生什么情况我根本就无法预料，于是我决定和他一起回山东老家。当时他并不同意，但我坚决要回，表示如果不回我们就各走各的，现在想来这个决定是正确的。

回山东老家以后，他的症状并没有得到改善，时常会强迫自己用手抠插座，每次都会被电到，但是他就是控制不住自己。后来我就用纸壳子把房间里所有的插座都封上，这样一来，他抠插座的强迫行为得到了一些好转。然而，有一次他在洗澡间发出干呕的声音的时候，我才知道他将抠插座转移到了抠喉咙，每一次喉咙都被他抠得鲜血直冒。他也非常痛苦，他的喉咙组织被他破坏得不成样子，后来渐渐地化脓肿大，导致半夜呼吸困难不得不去了急诊。经过一个礼拜的输液以后，他的喉咙渐渐地得到了康复。

从那以后，他抠喉咙的这个强迫行为得到了缓解。我当时并没有太高兴，反而担心起来，会不会强迫行为又转移到了其他的地方？果然不出我所料，在差不多一个月以后，他有一天早上几乎都不讲话，我就觉得不对，在我的逼问之下他说他吞了一支牙刷。当时我就急出了眼泪，赶紧给公公婆婆打了电话，公公直接开车载着老公去了市医院。去了医院以后，找了熟人急忙给他上麻药将牙刷取了出来。看着牙刷，我的心都揪了起来：他怎么那么傻？为什么要折磨自己？出了这几件事情之后，我们决定去看医生，然而医生每次都是简单地问几个问题，然后开药，开的都是一些抗抑郁和抗强迫的药，老公每次吃了之后就犯困。可能在他心里对药物有了寄托，症状也缓解了一些。

2013年在一次意外的车祸当中，我的小腿胫骨和脚踝骨折了。当时我躺在床上就觉得命运对我真的太不公平了，但是生活还得继续，它不会因为你心情的好坏来改变每天的日出日落。躺在床上的日子里，我都会想起和老公在一起的时候，觉得他除了这个抽动症，其他的堪称完美。人无完人，我不应该用放大镜去放大他身上的缺点，这掩盖住他所有的好；相反，缩小对他病症的看法，他的好才会显现得更多。

在2013年年底，我们结婚了。2014年，我考取了县里的教师编制，他干着家里的生意，我们的生活慢慢地步入了正轨。结婚5年以后，我怀孕了，现在宝贝出生快7个月。虽然在网上查到抽动症可能有一定的遗传性，但是我并不害怕，以后我和老公会给予她所有的爱。

生活本来就是充满着各种的可能性，不能因为有风险就丢掉追求幸福的权利。

老公现在的症状还是会发声，但是性格大变，变得幽默，变得愿意交流，变得更加热爱生活。我觉得他的心正在慢慢地打开，每次他忍不住发出声音的时候都会用很自责的眼神看着我，我都会抱着他的头或者看着他说：“没关系，只要你觉得舒服尽管去做。”

对于“妥妥”来说，我觉得应该给他们足够的空间来释放自我，多点宽容，多点理解，多点安慰，少点责备；忽视症状但不要忽视关心，积极地与他们沟通、分享。最近在阅读《布鲁克林孤儿》这本书，我突然觉得每一个“妥妥”都在某一方面有着天赋异禀的才华。有时候我们看起来很奇怪的人，往往关键时刻可以掌控大局。

希望我的文章对一些妥友有一定的帮助，当你觉得走不下去的时候就停下脚步来歇一歇，不要急于否定自己。未来永远充满着未知，像硬币的两面，有一面好肯定有一面坏，如果一直在坏的一面停留你永远翻不出好的那一面。我们不需要全世界的人理解我们，我们只需要过好我们自己的生活就可以了。

幸福是什么？幸福不是一辈子平顺富有，而是找到一个可以陪你度过人生逆境的人。这个人可以是父母，是兄妹，是爱人，也可以是朋友。活好当下，对未来充满希望，其他的可以忽略不计。

黄女士

某个夜晚

（摘自大蒋的微信公众号“妥友之家”）

大蒋感悟：这是一封来自妥友妻子的来信。从最初对抽动症的陌生、不解、愤怒到最终的感悟与转变，让人深有启发。

其中让我印象深刻的也让不少妥友和小“妥妥”家长困惑的，甚至成为阻碍的，是所谓遗传性的问题。能够独立思考的黄女士并不害怕，因为她已经准备好给予未来的小天使所有的爱，不管她有没有遗传抽动症。这个态度非常不错。

最后，用黄女士的话做个结尾。当你放大别人的问题或缺点时，你也遮住了对方的优点。对我们自己也是如此。当你放大自己的抽动症的时候，你也同样掩盖了你原本的好，本来光明的你，也会因此暗淡无光。

雨果在《悲惨世界》中有这样一句话：“人生最大的幸福，就是确信有人爱你，有人因为你是你而爱你，或更确切地说，尽管你是你，有人依然爱你。”成年“妥妥”内心的积极阳光、勇敢自信、善良有爱心，是抽动症康复的火种和希望。

缘聚

北京的冬天，没有风的时候，挺美，尤其是夜晚。白天的喧哗已经过去，夜幕降临，华灯初上，一切都那么温柔，好像妈妈在耐心等待孩子归来。

我们几个嘻嘻哈哈、满心欢喜地走在马路边的人行道上。天黑得早，路上的车和人都不多。

气候是清清爽爽的干冷，温度在零下，因为没风，加上我们四处走动，内心又热情澎湃，故而一点都不觉得冷。

“看，老北京的四合院!”海夫人像发现古董一样，指着路边略显破旧的灰色屋檐、白色院墙的四合院告诉大家。

大家随即走近这个老四合院，只见院门半掩，院内显得凌乱。不知是不是因为光线暗的缘故，旧的东西在夜晚显得更加没有底气。这是一处非常普通的四合院，面积不大，也没有进行特别的装修，到处堆积、散落着东西，让我们对北京四合院满怀的好奇心犹如被泼了凉水般，心里满生失落。

“据说邓文迪拥有一套临近故宫的四合院，装修豪华，价值上亿，这个四合院怎么看着这么破旧呢？”大蒋看了看四合院，随即摇了摇头。

“现在这些老旧的四合院不能拆，有的年代太久，有的名义上有主却无人管理，也不能动的。听说有的已经纳入规划，或是翻新，或是改建，或是整体搬迁……”皓峰向我们补充了一些关于北京老四合院的情况。

离开四合院，走了一段路，我们踏上一条青石板路。

皓峰略带严肃、郑重地告诉我们：“我们现在正走在北京的中轴线上，这条青石板路处于北京的中轴线，往北对着奥林匹克森林公园，往南原来正对着永定门，后来为了城市发展，老的永定门整体搬离了。中轴线白天人太多了，只有晚上才更有感觉。晚上可以开着车，顺着西华门，绕着故宫的院墙，一直来到故宫午门前面。北侧是庄严肃穆的午门，南侧是天安门和广场。这条街南北方向就是中轴线，也被称为‘龙脉’。”

皓峰停下来指着我们脚下的青石板路说的时候，我们都有点没反应过来。

“我们现在正踩在龙脊上。”皓峰带着笑容再次强调。

“哇！我们现在踩在龙脊上！”果果惊讶着欢呼起来。

“啊哈！我们居然踩在龙脊上！”海夫人也跺跺脚感慨了一下。

大蒋咧着嘴笑了。

皓峰又向我们详细解释了眼前的午门广场和菜市口

（北京一个地名）的区别。听着他讲解关于午门的历史故事，加上在电视、电影里也经常能听到“午门斩首”的说法，海夫人不由得打了个冷站。

皓峰，北京人，1980年生，一个北京的“妥妥”。

大蒋，东北人，1983年生，一个目前生活在上海的“妥妥”，国内首部反映“妥妥”生活的纪录片《妥妥的幸福》的发起人、编辑、拍摄者。他这次是从上海赶来北京的。

果果，湖南人，1997年生，一个目前生活在广州的“妥妥”。这次她是从广州赶过来的。

海夫人，江西人，1973年生，现居青岛，是一位分享抽动症康复和育儿知识，以及普及抽动症常识的网络博主，已经出版两本相关书籍《爱是最好的良方》《看见才是爱》。海夫人是从青岛赶来北京的。

皓峰是一个自律严谨、对自我要求高、做事情有条不紊、上进且努力的人。平日里你遇到他，绝对想不到他是一个“妥妥”，因为在人前，他基本克制了自己的抽动动作。

我们到的第一天晚上，皓峰请我们吃饭，饭吃到一半，大家兴致正酣，每个人都特别开心且放松。此时皓峰的意识里和潜意识里都知道他正和我们在一起，他心里的那份警戒也就彻底放下了。他开始和大蒋、果果一样自然表现出自己的抽动动作，偶尔会眨眼、扭头、耸肩膀，但幅度不大，频率也不高。

我们在北京待的时间不长，前后就两三天。我们在北京的这两三天，皓峰下班后就跑来跟我们相聚，带我们去逛。皓峰在北京每天过着朝九晚五的生活，因为我们的到来，他有了理由让自己不再加班，也不用下班后急着赶回家。

第二天晚上，皓峰带我们去了南锣鼓巷——一条很有文化特色的街区。不过我们去的时候，它正在改建，不少地方还在施工，只有几家工艺品小店在营业。大蒋挑选并买了一款精致的皮面记录本，果果吃着一大串糖葫芦，我们自在地逛着，感受着北京古老街区的变迁。

从南锣鼓巷出来，皓峰带我们去了“华天美食”。这是一家连锁小吃店，在那里我们吃了几款经典的北京小吃，例如焦圈、驴打滚、糖耳朵、绿豆糕，还喝了面茶、豆汁。豆汁，海夫人和果果都是生平第一次品尝，闻着有一股怪味，配着焦圈喝，但最后我们还是没有喝完。

之后，我们徒步到后海，绕着后海观赏它绚丽多彩、热闹纷呈的夜景。我们沿着后海一侧逛，之后逛到烟袋斜街。这条街是斜着的，因为外形像一个烟袋，所以叫烟袋斜街。烟袋斜街不长，在街头有一家咖啡馆，名字叫作“咖啡沙龙”。

皓峰带我们去了这家咖啡馆。咖啡馆十分的雅致，是一座两层小楼，一楼是小小的吧台，记忆中应该还有一两张小桌子。我们顺着它近乎垂直的楼梯往楼上爬，每走一步都能听到台阶在吱吱作响。我们来到了二楼，这里又是完全不同的风格。皓峰直接就“葛优躺”在了一张沙发中，用几句话向我们讲述了这家咖啡馆老板和老板娘的传奇爱情故事，只不过现在这家他常带朋友来的咖啡馆已经转手了。

皓峰经常喝咖啡，大蒋好像也比较喜欢，因此他们俩都要了经典咖啡豆冲泡的咖啡。果果要了开水，她害怕咖啡刺激到神经，因为神经如果突然兴奋起来，她的抽动动作可能也会跟着出现。皓峰替海夫人点了黑咖啡，这也是海夫人第一次喝黑咖啡。服务员得知我们认识老板，还送了我们一小盘点心。

大家有一些累了，此时冬日的寒冷完全被隔绝在这家咖啡馆的外边，我们四个就那样围坐在一起，有一搭没一搭地聊着天。

我们聊什么呢？当然是抽动症，我们也正是因为抽动症相识并且聚到一起的。

海夫人第一个提起话题。

海夫人：你们觉得抽动症在你们的生命里像什么？是累赘，还是不得不接纳的存在？

大蒋：抽动症在我30岁以前是一个麻烦，30岁以后得知了这个病症叫妥瑞氏症，即抽动症，并且拍摄了纪录片《妥妥的幸福》，现在觉得它就是一直陪伴着我的客人和一个需要用良好的心态、健康的生活方式来安抚的朋友。

皓峰：我好像已经习惯了，而且我用自己的方式能够调整和面对，不管是否接纳，它都已经真实存在，而且一直陪伴着我。

果果：我的生命像是一棵树，我的身体像是树干，抽动症像是一只害虫，或像是树的一根分支。像害虫是在树还没长大的时候，像分支是后来树有了“思想”以后，开始向外展开的时候。累赘、包袱、不接纳的存在都是树的生命组成部分。总之，它们始终是共存并独立的。

海夫人：那么抽动症目前对你们的妨碍和影响是怎样的？

果果：我觉得影响还是有的，比如择业限制。我目前不便于从事特殊教育、精密科学研究、对外公关等工作，其中特殊教育是我曾面试过的。因为特殊教育会涉及自闭症儿童的感官训练，而部分自闭症儿童会有无意识的模仿行为，也就是他们可能会模仿我的动作，而且由于自闭症儿童（除部分高功能表现外）无法接受我作为说明需要传输的语言信息，也就没办法经解释后阻止模仿行为。

有人说我无法进行精密科学研究工作，这属于别人错误理解或者说是旁人的担心，比如认为滴管做实验这种需要很细致、很精确的活儿我干不了。实际上，我并不这么认为，因为“妥妥”在当下行为可能会有生命风险或“不容许出差错的”环境中，大脑会很谨慎或是“出了奇”的高度专注，大脑会忘记发出抽动的“指令”。曾有新闻报道一位妥友因为工作需要，长期高空作业，后来他的抽动症慢慢缓解，并且越来越好了。

还有一个是对外公关工作，就是在特定工作场合的形象维护问题，这要看公司和所面对的客户或服务对象吧，也不会有绝对的影响，能够发挥自己的优势的话，是可以弥补这种影响的。

除了择业有影响，求职时也有影响。求职涉及面试，作为雇主，总会担心员工的抽动症是否会带来未知的风险，这是我经历的面试过程中对方会反复确认的身体健康状况。

然后是对身体的负担，随着我抽动的频率的增加和幅度的变大，我的背部肌肉力量变弱，尤其是颈椎会难受，然后颈椎的不适又会增加抽动的频率（身体的反馈）。不知道这是抽动症的“错”还是颈椎的“错”，反正就是更需要对身体的自我照料和刻意训练，比如练习游泳、吊单杠、做牵引等，通过锻炼增强体质会有所缓解。

海夫人：这个是相互影响的，根源当然是抽动症。因为不断地抽动，尤其头部、颈部、肩部、背部的抽动会对颈椎有影响，频繁的抽动可能会导致颈椎不适或者错位，而颈椎不适或者错位又会反过来影响抽动症，导致抽动频率增加。

果果：还有对人际关系的影响，并不是每个人都有空来听我说故事，也并不是每个人都愿意了解抽动症。快节奏的生活、不够深入的人际关系，抽动症仍然存在“惊吓”他人的情况。其实这一点影响也并不大，引用一个网络段子：只要我不尴尬，尴尬的就是别人。

发声或大幅度的动作表现确实会在一定程度上影响到身边的人，比如办公的环境、考试的环境等。

当然抽动症也不完全是负面的影响，从优势视角看也有它的好处。我曾经从事青少年社会事务工作，抽动症反倒变成了我在工作中和青少年打交道的“得力助手”，尤其是在和7~12岁青少年初步建立关系时，它总是会很受欢迎。

大蒋：因为我的症状并不严重，并且我比较注意自我调整，比如我经常游泳，运动对抽动症是有帮助的，所以抽动症对我的生理方面没有不良影响，偶尔会因为症状而干扰入睡状态。

皓峰：症状对我影响不严重，我自己除了有一套自我调节和面对的办法，还有自己的朋友圈，妻子也理解我，在工作上也还比较幸运，领导还算认可我。我觉得关键还是自己。

海夫人：你们对抽动症的真切体会和感受是什么？你们是否觉得抽动症成了一个礼物，助力了你的成长？

皓峰：小的时候抽动症对我的困扰确实存在，长大后通过自己了解知道了抽动症的真实存在，知道自己并不是奇怪的“异类”，这些动作都是有原因的，都是因为抽动症。知道了这些，我反而轻松了。

大蒋：我的抽动症对于我来说并不是多大的坎。关键在于怎么去看待它。但对症状极为严重的妥友而言，症状给他们带来的痛苦可能是身体的不适和外人对症状的不了解而引发的误会和有色眼光。

抽动症从医学角度来说，当然不会对“妥妥”有任何帮助。但若“妥妥”对其症状和秉性有深入认识以后，会为了减轻和缓解症状而对心态、生活方式、饮食习惯、身体素质等方面作出积极的调整，这就是症状带给我们的礼物。

果果：我就是觉得累，单纯的累。身体每天的“运动量”很大，很消耗体力。

抽动症是否是一个帮助？帮助是在遇到困难时需要的支持，这很矛盾，抽动症一出现首先就是困难（言下之意，它不出现的话也就少一个困难），困难本身怎么转换成支持呢？因为凡事都有两面性，不说心灵鸡汤的话，如果可以选择，我并不希望打开这份礼物。但是由于它一直未能得到改善，那就只有我来主动改变，换一个视角去看待。其实它也很平常，每个人都很平常，借一个孩子的话来说：“就像都是吃饭，有人用刀叉，有人用筷子。”

最大的成长是抽动症让我对自己更加了解（如我的身体、我的意识、我的心理，以及我能够做到的和我目前可能无法改变的，等等），并且明白一个人对自己的认识是多么的重要，不论是当下的生活还是未来的发展。

海夫人：大多数人对抽动症都有误解，只有少数人能接纳并坦然面对，更少的人能够通过抽动症得到转化和升华。磨难即菩提，抽动症是否也具有这样的意义？

大蒋：赞同。成年“妥妥”的康复其实也是欲速则不达，康复或缓解症状之路更像是一种长期的修行。对我而言，我“修行”的终点并非消灭所有的症状，而是这些症状不再对我有任何困扰，或将症状的影响程度减到最小。很多“妥妥”可能抱着不成功就是失败的态度吧，其实选择与症状和平共处并非放弃或投降，因为抽动症它并不是你的敌人。

果果：其实对抽动症误解最大的不是别人，而是“妥妥”本人或他们最亲近的人。亲人的不理解其实也可以理解，我们自己都需要好几年来认识自己，何况别人呢？

我相信没人想要主动经历苦难，当苦难来临，人大部分时候都是很被动的，这个时候只能尽己所能，面对就对了，就像跨栏，不过人生这玩意儿……一栏更比一栏高吧。

抽动症本身并不具有令人得到转化和升华的意义或功能，但它在某些方面是促使我向前迈步的动力。

关于接纳和坦然面对，我至今说不上来这其中是如何过渡的。接纳需要时间，接纳又有两种情况，起初我觉得都这样了，不接纳能怎么办呢？后来思想境界突然就高了……接纳是什么？接纳是一种尊重的、平等的相处，而不是无可奈何，只有这样才能坦然面对。

我对抽动症是在2017年9月开始有不一样的定义的（或者说没有必要去定义它），那时我遇到了几个“不务正业”的人，而当我和抽动症一起出社会时，他们给了我很大的信心和支持。当你身边的人都是豁达的，你自然会受到影响。再后来，进了剧社，大家还一起研究怎么“抽动”更自然。她们觉得我有些动作难度很高，想要挑战一番，这些我都觉得特别有趣。因此，外界的支持、周边的氛围对我的自我认知、对抽动症的态度产生了一定程度上的影响，我们常说“生命影响生命”，确实如此。

皓峰：凡事要看到积极正面的一面，才会对自己产生积极正面的引导和影响。

海夫人：在你们的成长过程中，曾经父母可能不理解这些动作，因为你们之间没有进行有效的沟通，大家都没能理解彼此。你们曾经有一段时间和父母关系紧张，你们能讲讲这个过程，并详细描述一下那个时候的情景，表达一下当时的感受、体会和想法吗？

皓峰：这个我的感触比较深，因为我的父母都是教师，对我要求比较高。他们一直不理解我的动作，总认为我是故意的或者是一个坏习惯，没少批评，而他们又特别忙，没有抽出时间来认真听我讲述，我和我父母曾一度关系紧张。

大蒋：我的家人基本对症状是接纳态度。因为儿时尝试过了各种治疗手段以后并未能治好，他们也接受了这个结果。反而这个接受，使得我不会再受到来自父母的愚昧、固执和不理解而带来的再次伤害。但是，家人真正态度的转变是在我拍摄完《妥妥的幸福》之后。他们看完全部四集的影片之后，对症状的态度有了极大转变，并对这个群体的人和他们遇到的问题等有了立体而深刻的认识。

海夫人：由此可见抽动症常识的普及非常必要，民众会因为了解而更接纳，因为懂得而慈悲。民众对抽动症的认识度越高，接纳度也会越高。

果果：在我的成长过程中，父亲这个角色是缺失的，不需要沟通，而我和我妈是2013年才正式生活在一起，此前也没什么太多交集。也可能是亲子关系基础没打好，加上那时候我的脾气非常暴躁、易怒，我妈又总是自以为是为我好而说一些难听的话，因此2013年至2016年这几年我和我妈的关系一直不好，我一回到家就会抽得很厉害，因为我看到我妈就烦躁，一烦躁就抽动。平时都是因为一些细小的生活琐事，就会大吵起来。我现在没有印象特别深刻的“争吵时刻”，因为那时候的亲子矛盾都日常化了。当时的想法就是：“我要早点出去打工，离开这个心碎之地。”“如果不是我妈，我的症状早就没了。”……大多是责怪、埋怨我的家人，觉得他们没有给我一个良好的成长环境、亲切的氛围，让我身体不好、心情不好。想起来了，我还离家出走过，是真的离家出走，不过三天后我就回去了。当时没什么体会，现在就觉得都是一些碎片、插曲，可能每个家庭的家庭成员都有自己的难处。

……

大家聚在一起，除了聊抽动症，还聊生活，聊工作，聊自己的喜好，聊自己的理想，聊自己的喜怒哀乐……

时光流转，小聚终有别，最后我们四人合影作为离别的纪念。后来，看着当时拍的这张照片，发现就海夫人年龄最大和没有戴眼镜。

从咖啡馆出来后，我们就去赶最后的一班地铁。我们三个回旅馆，皓峰回家，当时后海的街边还有艺人在弹着吉他唱着歌……

这一次的北京之行与之前、之后都有着不同的意义，这是我们心中独有的北京冬日回忆。

第二篇
抽动症不可怕

在10多年的分享中，经常会有成年“妥妥”问：“海夫人，我已经成年了，抽动症还能好吗？我还需要如何努力呢？”也会有孩子年龄比较大（比如已经15岁）的家长问：“海夫人，我们的孩子已经大了，青春期都快结束了，抽动症还能好吗？”

我们对未知的东西容易恐惧，但是当我们从未知到已知，从不认识到认识，从不了解到逐步了解，这个直接、正面的接触，这个不断学习、了解的过程，会让我们越来越坦然。

抽动症不可怕，可怕的是因对其症状的无限担忧而陷入焦虑、恐惧、排斥的状态，越排斥就越会让自己无法面对当下的生活。

当下是起始，我们的行动只能由当下开始。昨天已经过去，昨天的行为已发生，昨天的行为导致的结果也已经产生；明天还没有来，而明天会是怎样的则由今天的具体行动、当下的作为决定。

因此，当下的我们，面对抽动症，不要焦虑、恐惧和排斥，要学会去认识它、接纳它和战胜它。其实，抽动症不可怕！让我们走进抽动症，认识并了解抽动症吧！

认识抽动症

有这么一群人，他们时常会有一些奇怪的行为举止，比如挤眉弄眼、耸肩甩头、前走后退、发怪声说秽语（脏话）。有人说他们是异类，有人说他们没礼貌，有人说他们是故意的……这些不被理解的人，他们其实只是患有抽动症。

抽动症通常起病于儿童时期，多在5~6岁时表现出症状，主要表现为突然的、迅速的、不自主的、反复的、无节奏的机械动作或频繁发声。症状时重时轻，身体动作和发怪声并不一定同时出现，但是基本都会有。

抽动症的命名

首次对Tourette综合征进行详细描述与命名的，是法国医生妥瑞。人们是在他于1885年的8个病例报告中发现了相关描述的。在国外，就是以这个医生的名字命名此症，即妥瑞氏症，也称妥瑞综合征（Tourette Syndrome）或抽动秽语综合征。

在国内，根据此病症的特点，也通常称其为“抽动症”，本书中也主要采用了该名称。

抽动症的类型

通常情况下，抽动症根据发病年龄、临床表现、病程长短和是否伴有发声抽动而分为以下几种：

（1）短暂性抽动障碍（症状表现不超过一年）；

（2）慢性运动或发声抽动障碍（症状表现超过一年）；

（3）慢性运动和发声联合抽动障碍（症状表现超过一年）。

抽动症的症状

关于抽动症的症状，根据海夫人多年的观察，主要有两种表现形式（下面是海夫人根据自己的观察进行的划分）：

（1）身体动作：挤眉弄眼、甩胳膊、张嘴、吐舌头、扭动身体等；

（2）情绪表现：恶劣脾气、发声、说秽语等。

然而，根据专业书籍上对抽动症症状的划分，主要为：

（1）简单抽动和复杂抽动；

（2）运动性抽动和发声性抽动。

简单抽动主要表现为：眨眼、斜眼、皱眉、张口、伸舌、噘嘴、歪嘴、舔嘴、动鼻子、露牙齿、点头、仰头、转头、斜颈、耸肩、动手指、搓手、握拳、动手腕、举臂、动脚趾、伸腿、抖腿、踮脚、蹬足、伸膝、屈膝、挺胸、扭腰等。

复杂抽动主要表现为：挤眉弄眼、摇头晃脑、眼球转动、拨弄手指、甩手、拍手、舞上臂、四肢甩动、用拳击胸、弯腰、扭动躯干、跳动、下蹲、翘臀部、触摸、嗅、走路转圈、后退等。

简单抽动和复杂抽动同时属于运动性抽动。

简单、发声性抽动主要表现为：单音、吸鼻声、吼声、哼哼声、清嗓子、咳嗽声、吱吱声、尖叫声、喊叫声、咕噜声、吐唾沫、吹口哨、吸吮声、鸟叫声等。

复杂、发声性抽动主要表现为：说单词、词组、短语、短句，说重复单词或短语，说重复语句，模仿言语，突然改变音量或声调，说秽语等。

（以上内容参考刘智胜的《儿童抽动障碍》，人民卫生出版社出版）

抽动症的成因

目前抽动症的病因尚未明确，可能的成因主要有以下几个方面：

（1）神经遗传因素；

（2）神经生化因素；

（3）神经病理因素；

（4）社会心理因素；

（5）神经免疫因素；

（6）其他因素。

抽动症的成因可能与遗传、感染、免疫和社会心理等方面的因素有关，但是哪一个因素又都不能完全解释疾病的特殊表现和严重程度，可能是遗传与环境或者非遗传因素共同发挥作用所致。

（以上内容参考刘智胜的《儿童抽动障碍》，人民卫生出版社出版）

抽动症的现状

很长一段时间以来，抽动症未得到应有的重视。1980年美国精神病学会制定的《精神疾病诊断与统计手册》第三版（DSM-Ⅲ）中对抽动症进行了系统的临床分类并制定了相应的诊断标准。

国际上对抽动症进行系统的临床分类并制定相应的诊断标准距今只有40来年的时间。

“……迄今为止，还没有一个治愈抽动症的治疗方法，因而，现在的治疗目的是减轻抽动的严重程度和降低抽动的频率。一般来说，为了更好地改善心理社交的发展与运作（也就是人格的发展与运作），更为重要的是有效管理有多种症状并存的综合症状。”（《欧洲抽动秽语综合征与抽动障碍临床评估准则》，摘自《欧洲儿童和青少年精神病学》，2011年第20卷第4期）

抽动症属于一种神经精神障碍

“妥妥”普遍特别敏感，他们的神经感受力强，感受信息的内容多、范围广，神经传递信息的速度快，所以影响了整个机体的正常系统反应，外化表现就是身体会抽动，内化表现就是情绪和心理上负担加重。当这种情况不能得到及时的疏导、化解时，就有可能会出现情绪障碍、心理阴影。

整体来说，也就是人感受和接收的信息太多导致心（主体）的协调应对能力跟不上，所以出现异常。这个异常表现在身心两方面，有身体动作，有情绪表达，也有心理表现，也就是说抽动症同时受身心两方面的影响，也同时表现于身心两方面。

抽动症可以说是因时代发展产生的一种病症，人类社会高速发展的今天，信息大爆炸，外在事物的刺激导致人的神经系统不断受到影响，人的心理活动也越来越复杂，欲望也越来越多。过快的发展速度和生活节奏在一定程度上干扰了神经系统和心理活动的协调，于是障碍出现了。

仔细想想现在越来越多的障碍类疾病基本都是生理和心理相互影响导致出现的异常，也就是心身（或者说身心）不协调、不对等，身心处有瘀堵等导致了这些障碍的出现。

抽动症没有单纯生理性的，也没有单纯心理性的，抽动症是身心两方面都遇到障碍时出现的情况，无论是动作型症状还是声语型症状，都是“妥妥”自身失去内平衡时的表现和反映，本意是帮助自身实现身心平衡。

可以说，症状是“妥妥”自身情况的晴雨表，超准。

障碍的出现是一种提醒

抽动症、多动症、抑郁症、强迫症、自闭症、视微症等，这些称为“症”，同时有另外一种意思相同的名称：抽动障碍、多动障碍、抑郁障碍、强迫障碍、自闭障碍、视微障碍等。

症，即疾病的现象、外在表现。

如果你查阅相关信息，会发现这些“症”，比如抽动症、多动症、抑郁症、强迫症、自闭症、视微症等，在科学界和医学界目前大多是成因不明的，就是不知道具体的、细致的、非常明确的导致此类疾病产生的原因，所了解和知道的都是相关的、可能的原因。

抽动症、多动症、抑郁症、强迫症、自闭症、视微症等都会有各自表现出来的症状，比如：抽动症会挤眉弄眼，多动症会特别好动，抑郁症会心情低落、情绪消极，强迫症会反复做一件事，自闭症会有言语发育、人际交往障碍和行为方式刻板的表现，视微症会有时空和身体错乱感。

这些表现出来的症状，也就是因疾病而表现出来的异常状态是结果，并不是成因。好比咳嗽、夜间盗汗、午后发烧等是肺结核病的症状，需要治疗的也是肺结核病，而不是这些表现出来的症状。肺结核病治疗好了，相应的症状如咳嗽、夜间盗汗、午后发烧等情况也就没有了。

可以说，抽动症的症状能表现出来也是好事。

如果身心有了瘀堵，没有任何表现和反应，或者因为外在压力的原因不得不抑制，没法外显出来，这个时候才需要担心。

当人最灵敏的身体通道都起不到传递信息的作用时，我们就没法及时察觉问题，及时做出修正，最后当身体完全无法承载问题累积产生的负荷时，身体有可能会呈现一种更严重的疾病，比如绝症。

症状的治疗和什么相关

海夫人在这本书里不谈专业治疗，因为已经成年的“妥妥”大部分都经历过治疗，对治疗不陌生，无论是中医还是西医的治疗基本都经历过。在这里，主要谈一些跟症状治疗相关的话题，即一些关于症状治疗的个人见解或“妥妥”们的经验分享。

症状是什么

“症状真是一个通道”；“症状确定是一个金矿”；“症状就是呐喊”；“症状就是证词”。(摘自海因茨·科胡特著的《自体的分析》的“审校者序”，世界图书出版公司出版)

症状的作用如此明显，症状是为了提醒和自救而表现、而存在，所以如果只是压抑、控制症状并不能真正解决问题。

可以治疗的躯体性症状

一个人出现的躯体性症状，如果通过治疗只能缓解无法治愈，那么这个躯体性症状就和情绪、心理因素有关，这个时候需要配合情绪、心理方面的疗愈和调整才能真正康复。

当躯体性症状严重时，需要首先从躯体性症状开始治疗，包括活动身体（运动康复），从疏通化解身体瘀堵、打通身体气血通道开始。

躯体性症状严重的时候，通过治疗和康复运动，症状得以缓解后，就需要专注于情绪和心理的修复。

如果通过治疗只能缓解症状却无法治愈，那么症状出现的原因可能来自情绪和心理，情绪和心理因素累积最后以可见的外部躯体性症状呈现。所以要解决根本，在治疗了外在呈现出来的躯体性症状后，就需要对内部成因进行修复疗愈。

心通则百通

先来看看下面一段留言：

鑫：海夫人，一直看你的文章，我想从孩子的机体方面跟你探讨一个问题。我一直在给孩子按摩，断断续续也坚持了两年的时间。他在有症状的时候，风池穴、瘛脉穴都会有疙瘩，其他的一些穴位在按的时候也会很疼。按摩在一定程度上确实管用，疙瘩缓解了，症状也就少了。但是到底是什么原因导致了身体的瘀堵呢？因为每次按摩后可以缓解，但是隔一段时间会出现反复，所以我断断续续一直在坚持给孩子按摩。但是两年了，越到后面好像难度越大，按摩时需要花费的时间越长，而且力度需要更大。这个问题希望能得到你的帮助。

按摩、推拿这些中医手法是非常好的，无毒无副作用，能帮助人疏通经络，可以让身体更健康。你每天给孩子按摩，按摩的时候能明显感觉到哪里的经络出现了瘀堵，因为瘀堵不通的地方会显得硬，像有疙瘩一样。通过按摩疏通瘀堵，疙瘩缓解了，症状也就少了。

按摩是通过外在的方式疏通瘀堵，缓解疙瘩，缓解症状，但是如果心是堵的，这些疙瘩下次依旧会出现，不一定出现在同一个位置，但是肯定会出现。

内心的因是主要的，心通，哪里都通。按摩、推拿可以帮助暂时疏通经络，缓解症状，但是如果根源问题不解决，经络可能会再次出现瘀堵。最好是在按摩、推拿的同时，多沟通，打开心结，心通则百通。

除了通过按摩来疏通瘀堵，自己主动地进行运动也能起到活络气血、疏通身体的作用。

心与身的联系

来看海夫人微信公众号上某篇文章下面的一条评论留言：

茜茜：我的先生是抽动症患者，前几年发病情绪崩溃的时候，他甚至会独自去单位楼顶抽自己的嘴巴。我真的非常心疼他。我想着他如果在外面需要拼命忍住，特别痛苦，那么在家就别再这么痛苦了。于是我就跟他说："你在家可以随便发出声音，可以随便做动作，我真的不在乎。"神奇的是，这两年他完全停药了，也几乎没有了症状。我也不知道到底是什么原因。但是，从心理的角度来看，我想包容和接纳应该是有利于抽动症患者康复的。

这个成年“妥妥”的例子非常有代表性，家里的人察觉（看见就是爱）、接纳和包容，远比抗拒、排斥、控制效果好得多。

妻子的爱、接纳和包容，让丈夫卸下心理负担，于是症状不再是丈夫觉得难堪、过不去的坎。

妻子说了，在家里你可以随便发出声音，可以随便做动作，她真的不在乎。

就这样，妻子给了丈夫极大的支持和信心，由此丈夫也从原来的抗拒、排斥症状到完全接纳症状，让自己爱这个不完美的自己。

海夫人认为，这个妻子对待丈夫的态度、方式，其实也就是成年“妥妥”对待抽动症正确的态度、方式。如果“妥妥”完全接纳自己的症状，不在乎症状，那么心理包袱完全可以放下。

当“妥妥”内心特别排斥自己的症状时，自身会受到影响，身体会同样排斥自己的症状，如此只会导致症状反反复复。

抽动症的症状就是这样，你越压抑、控制，症状就越会出现；你越放松自己，让症状自然呈现，让身心舒畅，症状就反而会越来越少。

身体知道答案

身体是一个通道，同时身体还是我们感受外界信息的媒介，以及传达和反映我们内在状况的“晴雨表”。当一个人的身体有严重疾病，或者遭遇严重的情绪障碍和心理障碍时，身体这个“晴雨表”的表现和反应也会出现异常。

身和心往往是相互影响的。当一个人陷入头脑思维模式“剧情”，脑神经回路带着你在头脑思维模式“剧情”里循环，脑神经回路产生的巨大惯性力量会成为身体的隐患，从而阻碍身体的正常运行。

当人无法及时感知到身体发出的信息时，比如，胃已经饱了不想再吃了，头脑却拼命地说：“把这点吃完，别剩下这一点浪费了。”于是，胃虽然已经满负荷了，但人还是不能停止地在吃。

当身体通道长期遇到阻碍，时间久了，这些阻碍便会形成“路障”。“路障”处由此会形成瘀堵，具体在身体上便是外化的症状表现。

身体知道答案。疾病是身体出现了异常的情况，疾病本身是一个提醒，身体通过它告知你身体出现了异常。这就是中医讲的百病源于瘀堵，瘀则堵，堵则不通，不通则痛，痛则病。

内平衡失去，症状就会出现——抽动的诱因

抽动症目前成因不明，所以目前最好的治疗方式就是从诱因开始一个个具体了解、排除。诱因是相关因素却不是充分必要因素（也就是说诱因并非就是成因）。

海夫人在下面提到的诱因都是相关因素，但不是充分必要因素，即不是说这些诱因出现就必然导致抽动症，但是诱因的出现有可能会引发症状出现。

当“妥妥”自身内平衡失去的时候症状就会表现，那么诱因的出现刚好起到破坏“妥妥”内平衡状态的作用，所以诱因对抽动症的症状具有直接影响。

“妥妥”自身内平衡能力就是身心相互协调应对外界的能力，包括身体平衡能力、情绪平衡能力和心理平衡能力。

抽动症的诱因有很多，主要的有以下几个方面。

身体因素

1. 体弱、体能差、身体运动平衡协调能力不好引发的抽动

当一个“妥妥”体弱、体能差时，稍微累一些便会有症状出现，遇到季节更替，尤其春天时症状更容易出现，这种情况就是身体因素引起的抽动。

当一个“妥妥”出去做运动或者到游乐场稍微玩一点惊险的游戏时，症状便会出现，这种是身体运动平衡协调能力不好引起的抽动。

2. 过敏引发的抽动

过敏问题经常会出现在抽动症非药物治疗的讨论中，在《爱是最好的良方》中的文章《鼻炎、颈椎问题、过敏、扁桃体肿大等情况引发的抽动》中，海夫人对此有专门讲解。

“妥妥”如果有过敏的情况，当过敏发生时会引发抽动或者让抽动情况加剧。为何过敏会令抽动情况加剧呢？这个很好理解，当过敏发生的时候，你是不是非常不舒服，身上可能会起疹子或者长风团（大大小小的包）？即便没有抽动症，当过敏发生时，人的身心都会处于不舒服的状态，情绪会烦躁，身上到处痒，而“妥妥”面对这种不舒服时也必然导致自身内平衡状态的失去，而当内平衡状态失去时症状就会表现出来，这就是过敏引发抽动的情况。

过敏情况可能会导致抽动症症状的加剧，但是过敏一般不会导致抽动症。当“妥妥”的过敏情况消失，“妥妥”恢复身心平衡状态，症状应该也就会缓解。

过敏在抽动症中是诱因，不是成因。（具体相关内容可以看海夫人第一本书《爱是最好的良方》中的文章《抽动和抽动症》《鼻炎、颈椎问题、过敏、扁桃体肿大等情况引发的抽动》）

海夫人这里不对过敏做专业讨论和讲述，只是分享具体的实例。

来自遗传的过敏

海夫人的妈妈是过敏体质，这种过敏体质遗传给了海夫人姐妹三个。姐妹三人的过敏表现各不相同，妹妹小时候最严重，表现频繁，去了脏的地方、春天遇到花粉、吃了虾等，身上立刻有反应。海夫人小时候经常目睹年幼的妹妹浑身都是拳头大的红肿的包，而妈妈常常是搂着妹妹叹息。成年后妹妹的过敏症状反倒逐渐减轻，甚至吃虾也没有事了。随着年龄的增长，妹妹过敏的情况越来越少，而海夫人和姐姐的过敏情况却越来越明显。

海夫人仔细观察对比，发现这和自身的身体情况、心态、生活压力、情绪等有直接关系。

姐姐婚后遭遇压力、困难和挫折，身体情况急剧下降，暴瘦，然后开始出现过敏表现和反应，浑身长满风团，奇痒难忍，而且是年年必犯。

海夫人是做网络分享后的那几年时间里，湿疹开始来袭，严重的时候差不多浑身都是。湿疹的突然降临让海夫人很意外，当然海夫人知道这是身体防线在对海夫人做的提醒。海夫人每天面对小窗信息，稍微觉察不够、界限模糊就很容易卷入负面信息里产生“共振”。

妹妹相对于海夫人和姐姐，生活状态要好些，也较轻松。

海夫人姐妹三人从小都对酒精过敏，喝了酒，三人的身上会起红疹、小风团等，会浑身痒，其中海夫人对酒精的过敏表现最为轻微。

海夫人从湿疹来袭后开始注意休息，同时更为注重保持自我觉察，陷入被负面信息“绞杀”的情况越来越少，出现湿疹的情况也终于越来越少了。

对于过敏，很多人会紧张，因为过敏严重的情况确实需要引起重视。海夫人因为家族性过敏遗传，对过敏自小就不陌生。海夫人妈妈从来没有查过什么过敏原，海夫人姐妹三个也没有查过。大家都是在实际生活中根据亲身的经历、体验来获得过敏的相关信息。

在海夫人印象中，海夫人妈妈不吃海鲜，尤其是不吃虾之类的。她说小时候吃过一次，长了一身包，以后便再也没吃过了。其实海夫人妈妈未必就一定不能吃，妹妹小时候也是一吃这些就长一身包，但是她成年后吃了没事，于是后来她一直都吃，而海夫人妈妈的选择就是一直不吃。

海夫人在婴儿时期对牛奶“不服”（海夫人妈妈的说法），一喝必吐，被强制喝下去会面色难看，最终吐出来的概率远大于不吐的概率，于是海夫人长大后海夫人妈妈告诉海夫人尽量别喝牛奶。

海夫人对牛奶、鸡蛋都有点吃了后不舒服的感觉，但并没有因此专门去做相应的检查。因此，海夫人正是这样通过观察自己的身体感受，从而不会每天都吃鸡蛋和牛奶。

如果觉察力、感知力足够，就可以觉察到身体发出的信息。

过敏发生时会引发抽动，但是过敏不会导致抽动症，这是两个概念，需要弄清楚。当“妥妥”有过敏情况，应尽量避开过敏原，以减少因过敏引发抽动的情况。

过敏并非一成不变

海夫人小时候曾目睹过妹妹过敏的情景。

偶尔吃了虾和螃蟹，哪怕只是吃一点点，妹妹的身上也会起大如儿童拳头的红肿的包，严重的时候全身都是。

海夫人姐妹三人一块出去玩，共同经过肮脏或者有花粉的地方，回家后当天或者第二天，妹妹的全身就会起包，又大又红又肿，然后妈妈又要心疼一番，也会责怪海夫人带妹妹去了不能去的地方。

海夫人和姐姐小时候都没有这样。

但是，妹妹长大成年后有一次工作聚餐，她不碰海鲜，同事问她为什么，她说过敏。同事告诉她，没事的，这个过敏也不是总是那样，同事建议她再试试。那天她将信将疑地吃了虾，回来没事，第二天也没事。

再后来妹妹也大胆尝试了螃蟹，同样没事，从那以后妹妹对海鲜解禁了，什么都吃，一直到现在。

海夫人之前并无特别严重的过敏情况，偶尔季节交替时身上会长风团，对酒精虽有过敏但一直都不严重。海夫人食用牛奶、鸡蛋、大豆后会有不舒服的感觉。这并不是通过检测知道的，而是海夫人自己通过吃了这些食物后观察身体具体的表现和反应知道的。当过敏情况明显时，海夫人会选择不吃这些食物。

海夫人会充分感受自己的身体对食物的接受和喜欢情况，以此来选择合适的食物，满足身体需要，达到营养均衡。海夫人不会因为这个食物有营养，人人都说好，就一定多吃。

海夫人在10多年的网络分享中经常会遇到孩子因为过敏或者食物不耐受从而被家长严格控制饮食的情况，而且这种严格的控制最后都进入一种长期、极端状态，导致孩子这也不能吃，那也不能吃。

在不耐受食物中，牛奶、鸡蛋、小麦、玉米、坚果、大豆和贝类等占了多数，如此又容易带来另一个问题——当对食物太过严苛，这不能吃，那不能吃，又有可能会导致营养不均衡。

心理、情绪状态对免疫系统的影响

过敏属于人体免疫系统的表现和反应，高敏感属于人体神经系统的表现和反应。

免疫系统属于防御系统，神经系统的指挥中心是大脑，对人的心理和意识产生影响。而人的心理和情绪对免疫系统会有直接的影响。

身体比你想象中更爱你，身体往往知道答案，并会用它的方式告诉你答案。

来看一个家长留言中的具体例子：

家长：我的孩子是过敏体质，有荨麻疹、鼻炎、哮喘，年后又开始有挤眉弄眼的症状。看哮喘时医生怀疑孩子有抽动症让去看神经内科。孩子的症状时重时轻，但犯鼻炎时吸鼻子和清嗓子几乎天天有。孩子症状一重，我心里就无比难受。有医生让打奥马珠单抗，也有医生说还不至于。吃了5个星期的中药了，吃中药后症状减轻，但也有反复。

我知道作为母亲我要坚强，可是心里的痛和无助任何人都理解不了。有的时候真感觉走投无路了，但还是要一天天过下去。

海夫人：因过敏体质或因鼻炎、哮喘导致的是抽动动作，抽动动作和抽动症不是一回事儿（具体可以看《爱是最好的良方》中的文章《抽动和抽动症》）。

孩子如果有抽动症，同时有鼻炎、哮喘，那么当鼻炎、哮喘发生的时候可能会症状增多。

如果是抽动症，这些就是症状表现，靠吃药是很难彻底消除的；如果只是过敏体质或因鼻炎、哮喘导致的抽动动作，治疗也许会有作用。

海夫人就是过敏体质，属于遗传。海夫人妈妈是过敏体质，海夫人姐妹三个也都是过敏体质，轻重程度不同，表现也不同。海夫人妈妈，还有海夫人姐妹三个除了在出现过敏症状时会治疗，其他时间不会针对过敏吃药。比如，海夫人姐姐的荨麻疹大面积出现的时候和海夫人的湿疹全身出现的时候就会去治疗。

其实，家长也需要反思，纯粹靠吃药应对过敏并非最好的方法。

过敏情况不是一成不变的，它和过敏者自身的身体情况、情绪状态、心理状态是有一定关系的。

海夫人姐姐的女儿也遗传了过敏体质。她特别喜欢养小动物，她在给她的宠物刺猬洗澡时，引发了过敏性哮喘，出现了胸闷、咳嗽、喘不上气的情况，特别难受，但她心大，没当回事儿，宠物照样养。

海夫人建议她把刺猬送人，她舍不得，所以继续养，只是她不再给刺猬洗澡，刺猬需要洗澡的时候请人代劳。她还养仓鼠、狗和猫。

海夫人姐妹三人都对酒精过敏，姐姐和妹妹基本不喝酒，但是海夫人偶尔喝，喝完海夫人得忍受皮肤出现红疹的情况，身体状态好时，红疹很少；身体状态不好，酒又喝得多时，红疹就很多。有时候还会有小风团，很痒。海夫人觉得这个没有什么，只是小事，或者根本不是事。因此，海夫人可以不喝酒，也可以想喝的时候喝一点。

海夫人在给那位家长回复时讲了自己及姐妹等人的过敏情况，那位家长又给海夫人留了下面一段话。

家长：谢谢您的回复！我也一直在反省自己平时对孩子的要求是不是太严格了，也一直在改正。孩子抽血查到过敏原是霉菌过敏，IgE（免疫球蛋白的一种）高，过敏体质是肯定的。我家住三楼，家里还算干净，不知道霉菌从何而来，所以就只能对症用药。孩子检查肺功能显示确实有哮喘。现在雾化治疗停掉了，开始喝中药，虽然孩子不太情愿但每次都喝掉。给孩子开药的中医要求忌口牛奶和水果，而孩子不太长个子，于是家里老人不想给孩子喝中药，但是没办法啊。西医方面认为可能是抽动症，雾化效果也一般，只能试试中药，打算喝三个月看看。

孩子有时症状确实比较严重，作为母亲不忍心看孩子受罪呀。夏天打算让孩子去学游泳，平时也有一些跳绳类的运动，但症状一发作就不敢让他运动了。

谢谢您，海夫人，我想孩子就像小树苗，有的天生就弱，需要付出更多的耐心和包容。

除了海夫人姐姐的女儿出现过敏性哮喘去医院做了相应检查，比如查过敏原等，海夫人母亲和海夫人姐妹三个从来没查过什么过敏原，也从来没有针对过敏做过什么相关检查。这个需要查吗？看看实际情况自己就知道了。

过敏情况不是一成不变的，同样是对待过敏，我们的心明显要大很多。

家长一直针对过敏这么折腾，效果又如何呢？

下面再来看看另外一个家长分享的经历。

家长：海夫人，您好！我相信像我这样迷茫无助的母亲，您有遇到很多。我儿子，今年12周岁了，上六年级，一直都是班级的佼佼者，获奖无数。

可是，他的童年可以说是跟其他小朋友的不一样。他在幼儿园的时候，过敏性咳嗽三年，吃药无数，听医生的话，这个不能吃，那个也不能吃。

记得有一次，他闻着炸好的东西说："妈妈，我知道我不能吃，但是我可以闻一下吗？好香啊！"

不知道经过多久，遇到一个中医，他让我停掉所有的西药，注意情志治疗。之后，我们每个星期都带他去玩，过敏性咳嗽不知道什么时候开始就逐渐好了。

3. 器质性疾病引发的抽动

一些器质性疾病引发的抽动，例如由鼻炎、颈椎问题和扁桃体肿大等疾病或情况引发的抽动，以及由小舞蹈症、癫痫、帕金森、迟发性运动障碍等引发的抽搐，这些不属于抽动症范围。

器质性疾病引发的抽动在《爱是最好的良方》第四章中有写到。这些疾病的发生导致"妥妥"身体的不舒服，比如颈椎问题会引发头疼，扁桃体肿大容易引起发烧，等等。因为身体不舒服导致的难受令身体暂时失去内平衡，这个时候就容易导致症状出现。

如果"妥妥"自身能够适应并调节因这些疾病而出现的不舒适感，抽动情况就会大为缓解。当这些疾病得到治疗，那么因为这些疾病引起的抽动情况就会消失。

大家需要了解和明白的是，这些器质性疾病引发的是抽动动作，而不是抽动症。这些疾病治疗好了，抽动动作能够缓解，甚至短时间内会消失，但是如果抽动症没好，后续还是会因为其他原因（其他的诱因导致“妥妥”身体失去内平衡）引发症状。

另外上面提到的由小舞蹈症、癫痫、帕金森、迟发性运动障碍等引发的抽搐（抽动），和抽动症的情况很像，容易混淆。这些疾病引发的抽搐属于“副产品”，就是这些疾病发作时会伴有抽搐表现，这些疾病不发作时抽搐就不表现（更详细的内容可以看海夫人的《爱是最好的良方》中的文章《抽动和抽动症》）。

4. 其他物质性诱因引发的抽动

物质性诱因引发的抽动，比如：对光敏感，光的突然刺激会使症状出现；食用刺激性食物如辣椒、咖啡、酒等后会有症状出现；对衣服面料敏感，不舒适的面料穿上后难受，会有症状出现；等等。诸如此类的情况都属于物质性诱因导致“妥妥”身体不舒适，于是出现症状。当这些物质性诱因消除，比如不吃辣椒，不喝酒，穿柔软舒适面料的衣服，等等，那么因这些物质性诱因引发的抽动情况也就会缓解甚至消失。

喝咖啡会导致抽动症严重吗？

有家长向海夫人表达过，孩子的抽动症基本稳定后因为喝咖啡，症状就又开始频繁出现了，于是家长焦虑地对孩子说：“咱以后不碰这个，再也不要喝咖啡了。”

大蒋到青岛来拍摄《妥妥的幸福》时，同样告诉我，他不敢喝咖啡，因为喝咖啡后症状好像会多起来，而且不少“妥妥”都这样说，于是本喜欢喝咖啡的大蒋变得不敢喝咖啡了。

大多数人对抽动症的理解都是症状多起来就是严重了。抽动症是否更严重了，可不是仅以外在表现出来的症状为标准。海夫人认为，抽动症所谓的严重，应该是出现严重并发症的情况，而出现严重并发症基本都和心理因素（心理障碍）有关。

喝咖啡导致的神经兴奋，是一种被动的兴奋，也就是咖啡作用于你的神经，让神经活跃并兴奋起来，你也因此看上去更精神。这种被动的精神或兴奋，并不是你自身身心原本的状态，而“妥妥”的神经类型特点是强而不平衡型，咖啡的刺激、兴奋作用，有可能导致了其出现神经暂时不平衡的情况，于是这个时候症状就会表现出来。

当咖啡的刺激、兴奋作用过去了，症状也自然会缓解。

喝咖啡会让抽动症的症状暂时多起来，但是不会导致抽动症更严重。

说说海夫人喝咖啡后的感觉

海夫人体弱、敏感，长期睡眠不好，所以基本不喝咖啡。

有一天，海夫人早上起来冲了一杯咖啡喝，海夫人只想在整个白天感受一下喝咖啡后的状态，又希望晚上能从这种状态和感受中脱离出来，安然入睡。

喝了咖啡后，整个上午人都比较有精神，略带兴奋。人看上去确实比平时显得精神，神经系统整体活跃了，但是感觉并不那么真实，总有种“乱码”的感觉，因外界或者食物的刺激作用导致了一种表面的“繁荣”。

中午午休的时候毫无睡意。海夫人每天中午都会午休，这是海夫人一个雷打不动的习惯，虽然很少能够真正睡着，都是处于“假性”睡眠状态，就是那种朦朦胧胧的感觉神经放松了，有睡意，但并没有真正睡着。这种“假性”睡眠状态也能让海夫人得到片刻的休息，让神经能够得到一定的舒缓（也就是表层的舒缓）。

那天早上喝了咖啡，中午时海夫人的精神感或兴奋感持续着。海夫人躺在沙发上感受着这种神经被催发起来的精神或兴奋。这种兴奋是属于被动的，而那个真正的自己、身体的主体是想要休息的。

这种被动的精神或暂时的亢奋状态，让真正疲惫想要休息的身体有种无奈感。海夫人其实是想休息的，但是神经的兴奋和活跃让海夫人无法进入睡眠状态，连睡觉的感觉都没有。这种感觉颇像海夫人之前患过的神经紊乱，或者说是神经衰弱。

海夫人非常熟悉这种感觉，因为海夫人的神经紊乱情况由来已久，身体很累很累，但是神经兴奋并活跃着，无法安静下来，于是睡眠障碍就出现了。

海夫人在沙发上躺了好一会儿，确定这个中午无法让那已经被动兴奋起来的神经平静，于是便起来，放弃午休。

大家知道，如果你天天喝咖啡，那么由咖啡催发的精神感和兴奋感反而可能不会那么明显，慢慢地最后可能会完全没影响了。

咖啡只是暂时刺激了我们的神经，让我们暂时有精神和感觉到兴奋，但并不能一直让人的精神饱满。

想真的睡眠好、精神饱满、健康状态良好、神经系统平衡稳定，唯有通过自我调整、自我锻炼、自我努力来获得。可能在这个逐步获得良好状态的过程中，短时间内会需要借助某种（或某些）食物，甚至需要药物辅助，但肯定无法单纯地通过某种（或某些）食物或者药物获得一个人整个身心状态的改善。

咖啡是暂时提神的，而想要使抽动症康复需要的是身体内平衡能力的提高。

中医讲平衡，可以根据每个人的不同情况，开出不同的处方和剂量的中药，所以相对来说，海夫人觉得中医可能更适合帮助调理抽动症。但是中医想要治抽动症，除医术上的要求外，更多的还需要对抽动症有综合的认识，比如了解其情绪和心理因素。

咖啡能够让你神经兴奋，能让你短时间内看上去更精神；西药能够压抑你的神经，不让你的神经太兴奋、活跃，让症状看上去减少或减轻了。但这些都是表面的、暂时的，抽动症要康复，真正需要的是“妥妥”自身内平衡能力的提高，这才是本质和根本。

情绪、心理因素

1. 高敏感引发的抽动

“敏感”这个词大家并不陌生，随着社会的发展，敏感似乎也在以更高的程度表现出来，现在在不少文章里表达成了“高敏感”。

海夫人曾不止一次在抽动症的现场分享交流会上讲过高敏感和不敏感之间的差别。

打个比方：我们的心在对外联系时涉及许多神经，不敏感的人可能只有50根对外联系的神经，而高敏感的人可能是1000根甚至更多，于是高敏感的人在遇到事情的反应上（身体的、情绪的、心理的）远远复杂于不敏感的人。相应地，高敏感的人需要更多的理解，同时需要更强的自我疏通、协调和平衡能力，以应对频繁出现的高敏感反应。

在说高敏感时，海夫人要再次提到过敏。过敏和高敏感之间有什么关系吗？

过敏是人体的免疫系统对外界进入的物质做出的异常反应（或变态反应），也可以叫作过激反应。

免疫系统属于防御系统，本来是保护人体安全的，但是当免疫系统的反应过于激烈时，就会反过来伤害人体，因为这个时候免疫系统也会攻击人体正常的组织。

现在经常被提起的高敏感其实也可以说是一种类似于过敏的表现和反应，只是高敏感针对的是人体对外部事情的情绪、心理反应，也就是神经系统的反应；而过敏是针对进入人体的物质的身体反应，属于免疫系统的反应。

高敏感是人的神经系统感受、感应特别灵敏、迅速、频繁，导致人自身身心平衡调节负荷加大；高敏感容易被外界带动情绪，容易动心、动情、动欲，自控力受到一定的影响；高敏感会加大心理压力，会干扰心情，心会累。

人的身心相互影响，心的负荷过大，身体也会有相应的躯体性表现。这也是为什么高敏感的孩子难养、难带，需要更加细心、耐心。

在此，海夫人想讲一下妈妈的故事。

海夫人的妈妈出生于1948年，那年南方正好遇到百年难遇的洪水。那个时候，遇到天灾，老百姓能不能活命，全看运气。

当时海夫人的姥爷、姥姥带着大舅舅（家里的老大，当时五六岁）开始逃荒，村里已经被淹了，海夫人的大姨（家里的老二，当时两三岁）被送到富农家里当童养媳，海夫人的妈妈（家里的老三，当时还是婴儿，刚出生没多久）也被送到山里的富农家里当童养媳。

海夫人的妈妈被送到山里的富农家里后，作为刚出生没多久的小婴儿，用了常人无法想象的毅力哭泣，整日整夜地哭。哭了一个星期，这个富农家庭害怕了，害怕妈妈会哭死，于是辗转找到了逃荒中的姥爷和姥姥，让他们接回女儿。

没人知道这一个星期，妈妈经历了什么，经历了怎样的分离焦虑和恐惧。襁褓中的她，离开了妈妈、爸爸，去到一个完全陌生的环境，这对一个刚出生没多久的婴儿来说，无异于去了一趟地狱。

逃荒在外的姥爷，帮人干力气活，一天只能挣自己的吃食。姥姥给地主家做奶娘，而大舅舅当时寄养在亲戚家里。

当时那种情况，如果把还是小婴儿的妈妈接回来，根本没有活路。姥姥不能带，姥爷也没法带，亲戚也不可能照看，于是亲戚在当地找了一户没有儿女的中年夫妻收养了妈妈。

妈妈就此被收养，有了自己的养父母。妈妈很幸福，因为养父母对她视如己出。

妈妈刚到养父母身边时也是一样没日没夜地哭泣，只是这个时候妈妈的力气差不多耗尽，哭泣声很小很小，当时邻居们都说："这孩子可能养不大。"邻居们还劝这对夫妻把孩子送回去，因为孩子太瘦弱了，像一只小猫。

或许这就是缘分，妈妈有幸得到了完全没有血缘关系的养父母的爱。

养父母没日没夜地精心照顾妈妈，两个人轮流带，一个带上半夜，一个带下半夜。在他们的小心呵护下，妈妈这个不幸的小婴儿开始享受属于她的幸福时光。

妈妈8岁的时候，她的养母去世。20岁的时候，她的养父去世。

妈妈虽然有5个姐妹、2个兄弟，但是妈妈是作为独养女一个人长大的，并且是在单亲家庭长大的（妈妈8岁时养母去世后，一直是养父带着她生活）。

可能是因为妈妈婴儿时期的经历和后来成长过程中的遭遇，妈妈的高敏感自幼特别突出，尤其是防御性反应。她对别人的言行特别敏感，甚至可以说是高度警惕，没有安全感，到现在还是如此。

婴儿时期的经历中的那份惊恐应该已经进入妈妈的潜意识，并深深扎根了，因此长期影响了妈妈的身体和情绪。在她后期的成长过程中，这份影响并没能得到修复。

妈妈对此毫无觉察，而正因为如此，这份潜意识里的东西一直指挥并影响着妈妈，对她的身心同时产生影响，表现出来就是过敏和高敏感。

妈妈自己也曾有表达，她会莫名的恐惧和担心，特别敏感，也特别容易焦虑，一点点刺激都会给她带来连锁反应。

过敏情况对“妥妥”身体的影响（导致身体失去内平衡）会引发症状出现；同样，高敏感情况对“妥妥”的情绪、心理产生影响（情绪不平衡、心理不平衡），也会引发症状出现。

2. 情绪流动性不好引发的抽动

关于情绪，海夫人之前的两本书都有讲，如《爱是最好的良方》一书中的文章《正面面对情绪》和《给情绪一个温暖的流动空间》，《看见才是爱》一书中的文章《什么是情绪?》《情绪需要被看见》《情绪就是用来表达的》《情绪本身没有对错》和《区分情绪，不纠缠》等。

情绪的流动性越好越健康，但是不少人错误理解情绪，在很多时候会否定自己的情绪，误判自己的情绪，从而刻意压抑自己的情绪。如此时间久了，情绪频繁受阻，流动性自然受到影响，严重的时候产生瘀堵，就会形成情绪障碍，使得在需要正常表达情绪的时候没法正常和自然地表达，比如，要么以暴躁、愤怒的方式表达，要么以极度压抑、沉默的方式表达。

当情绪流动性不好，情绪障碍已经产生时，这个时候并不是要避开情绪，更不是否定情绪，认为情绪完全是多余的，认为情绪就是毒蛇猛兽，而是应该认真用心地感受你的情绪。当情绪来的时候保持觉察，让情绪自然地流经你的身心。

情绪之所以让这么多人避之不及，是因为太多人没有区分情绪的度（情绪的界限）。很多人情绪一来就直指别人，也就是："看，都是你惹我不高兴的，都怨你！"这是一种情绪绑架，要别人对自己的情绪负责。这种对情绪的错误理解和认识，会让身边的人害怕和讨厌你的情绪变化。

每个人要自己对自己的情绪负责，要自我担当，而作为家人、朋友，只是需要看到你的情绪，理解你的情绪，接纳你的情绪，然后做出回应，而不是要为你的情绪买单，更不是要对你的情绪负责。

如果你每次都只是陈述事实，表达当下的感受，这份表达中没有抱怨、指责、憎恨，那么你的情绪就不会让他人躲避，更不会成为他人的负担。如此每次你情绪来的时候，你便可以正常自然表达，它既不会成为别人的难题，更不会成为你的负担。

因此，要正确理解、面对情绪，让情绪得以健康自然流动。

3. 心理应对、协调能力不好引发的抽动

心理应对、协调能力通常指一个人在成长中收获的各种能力。

在温室中长大的人的各种能力，比如抗挫折能力、自我管理能力等会相应较弱，遇到事情、挫折、压力时，自身的应对能力也会较弱，这个时候心理不平衡的情况就会出现，由此引发了症状。

另外，还有一种心理障碍引发的症状，这种情况属于心理问题（心理阴影），需要自我修复、自我成长，或者找专业的心理咨询师协调帮助疏通障碍以让心通畅。

想要消除心理应对、协调能力不好引发的症状，简单

来说，需要增强、提高心力，即让自己的心健康有力量，有能力面对遇到的事情。

上面列举的所有诱因并不是独立存在的，身心往往相互影响，身体不适的时候也往往会有连带的情绪、心理反应；同样，长期情绪和心理情况糟糕，身体也会受到影响，会有表现和反应。无论是身体影响情绪、心理，还是情绪、心理影响身体，当身体内平衡失去时，抽动症的症状就很容易出现。

因此，抽动症康复的关键就是提高“妥妥”自身的内平衡能力。

忽略症状，接纳抽动症

10多年来，海夫人接触了大量的病例，认识了很多小“妥妥”的家长以及成年“妥妥”，大部分小“妥妥”的家长在刚开始面对孩子的抽动症时容易进入一个误区，即对抽动症的症状非常恐惧和排斥，对孩子进行打骂，不准孩子乱动或一看见孩子动就非常焦虑、悲观，觉得为什么自己的孩子有这个怪毛病。

家长负面的心态和糟糕的面对方式只会给小“妥妥”造成二次伤害。

成年“妥妥”同样是类似的心态和困惑，害怕症状，排斥症状，希望有灵丹妙药能够药到病除。

抽动症的症状是“妥妥”自身状态的晴雨表，当“妥妥”的身体内平衡失去，症状便会表现出来。这个时候症状的出现可以说是帮助“妥妥”平衡身心的一个时机，属于身体自我防御的表现。

症状可以说是一种释放表达的方式，强行压抑、控制症状只会让“妥妥”更难受。

如果作为父母都不能接纳孩子的抽动症，你又怎么要求别人平等对待你的孩子呢？

同理，作为成年“妥妥”，如果你自己都无法接纳自己有抽动症的事实，你又如何有勇气让周围的人接纳并理解你呢？

部分“妥妥”因为症状表现明显，在学校和社会中可能会被歧视，“妥妥”的成长和康复需要整个社会的爱与帮助，需要忽略他们的症状并接纳他们。

提高整个社会对抽动症的认识度会有助于提高民众对抽动症的理解度和接纳度。

被复旦大学录取的上海妥友Kevin在高中时做过抽动症的课题研究，主要内容就是关于社会对抽动症认识度的提高会带来相应的接纳度的提高。

大蒋拍摄了国内首部反映抽动症患者（“妥妥”）生活的纪录片《妥妥的幸福》，通过纪录片让更多民众知道抽动症，了解抽动症，从而因知道、了解而不歧视抽动症。

广州女孩果果出演了由太阳·三人行公益剧社出品的话剧《看见·你》——一部根据抽动症患者（“妥妥”）的真实情况而编写创作的话剧。本剧获得了第十四届广州大学生戏剧节暨第七届青年非职业戏剧节“综合表现力演出奖”，主演果果获得“优秀非职业戏剧人奖”。

《看见·你》剧情简介：

一位女孩患有妥瑞氏症（抽动症），她不由自主的一些举动让周围的人的目光无时无刻地不盯着她，她感觉自己就像是个怪人一般。而她的母亲因这些症状的存在而对她付出的加倍的爱，也让她感到难以承受……她希望我们都能看见她身体里的“ta”，那个自己无法控制的“ta”；希望我们的目光不再聚焦于“ta”；希望和我们都一样……

通过话剧，通过电影，比如美国关于抽动症的电影《叫我第一名》和印度关于抽动症的电影《嗝嗝老师》，让更多人知道“妥妥”这个群体的真实存在，也因了解而拉近了彼此的距离，抛开了歧视和成见。

海夫人在自己的自媒体平台〔新浪微博、微信公众号（HFRCDWX）、QQ（615739433）空间〕已经分享相关内容多年，累积的相关文字有上千万，包含了认识、了解抽动症，以及抽动症康复的相关内容，是目前为止较全面了解抽动症的民间自媒体。

“妥妥”们坚信认识度的提高将带来相应的接纳度的提高，我们也等待着那一天的到来。

“妥妥”需要的是同理心

“妥妥”们只是需要勇敢地做自己，需要民众的接纳和理解，需要大家的同理心，而不是同情心。他们不需要媒体的妖魔化和为博眼球的夸大报道，更不需要落入被媒体消费的局面。

相互支持，彼此给力

让我们相互支持，彼此给力，相互看见，彼此回应；让我们勇敢地做抽动症常识普及的志愿者，让身边的人知道抽动症，了解抽动症。

正面、正确的认识

“妥妥”如果已经成年了，想要自我康复，这比起小“妥妥”可能要更难。如果说孩子在家长的帮助下只需要花费五分的努力就能自我康复，那么成年后则需要花费十分的努力，但是只要肯努力，成年后抽动症一样能够康复，至少通过自己的努力可以调整到一个比较平衡、稳定的状态。

成年“妥妥”的康复和小“妥妥”的康复相比，只是需要付出更多努力，需要有更多具体、实在的行动。在理论上，方法都是一样的，无论成年人还是孩子，使抽动症康复最关键的就是需要提高自身的身体内平衡能力。

这个身体内平衡能力包括身体平衡能力、情绪平衡能力、心理平衡能力。

每个成年“妥妥”身体内平衡能力不同，需要根据自身实际情况找到不足和需要改善并提高的地方，然后有针对性地进行自我康复。

不少成年“妥妥”不想付出这样辛苦的努力，他们最想要的还是直接的“灵丹妙药”，一用（吃）就好，比如“机器猫”就一直在寻找，有可能现在还在寻找，可惜他一直没找到，因为没有。

大部分成年“妥妥”是一种认命的状态，因为既然已经成年，抽动症还是一直相伴，该经历的基本都经历了。他们通常非常矛盾，一方面他们不相信这个世界上还有什么方法能让他们彻底摆脱抽动症，另一方面他们比谁都希望世界上真的有灵丹妙药可以治愈他们的抽动症。

少部分成年“妥妥”通过抽动症反而让自己更加豁达和勇敢，对生命有了更本质意义上的理解，他们因为抽动症经历了蜕变。

社会的帮助

当“妥妥”的身体内平衡失去时抽动症的症状就有可能会出现，所以周围人对抽动症的认识和接纳程度对“妥妥”是有直接影响的。社会认识度越高，接纳度也会越高，那么“妥妥”从社会环境、学校环境、生活环境中感受到的歧视、嘲笑、压力等等也就会少很多，而没有这些外界的负面压力和刺激，“妥妥”们的症状也会相应少很多。

曾柏颖成长过程中因为抽动症被歧视、霸凌，不被理解，导致他过于紧张、压抑，症状异常频繁。外界的压力让他承受了巨大的心理负担，终于致使他在初二的时候在学校从四楼跳下。非常幸运的是，他活了下来，后来他开始了深刻的思考。

曾柏颖在台湾中山大学读研究生时所学专业是“社会学”，后来他去美国乔治华盛顿大学读研究生时所学的专业是“公共卫生”，都取得了硕士学位。最后他回到台湾大学，他的研究方向主要是社会环境以及周围人对待“妥妥”的态度对“妥妥”身体、心理的直接影响。

社会的理解、接纳、包容对“妥妥”的症状有着疏导和容纳的作用，在理解、接纳、包容的环境里抽动症的症状会得到缓解，在歧视、恶意中伤、攻击的环境里抽动症的症状会更频繁。

抽动症常识的普及，让更多民众知道、了解抽动症，有利于社会整体对抽动症的接纳。

家人的助力

家庭环境和社会环境一样，甚至因为家人和“妥妥”间的亲密关系，家人的理解、接纳、回应，家人的爱对

“妥妥”会有更直接的作用和效果。

“妥妥”自身的努力

如果已经成年，抽动症依旧伴随，这个时候就要接纳这个事实，看到并接受真实状态的自己，把抽动症当成一个礼物，脚踏实地，认真、用心观察并体会这个礼物。

与其哭着面对，与其抱怨、愤恨，不如笑着面对。

一个人身体内平衡能力的提高，当然需要自身切实的努力。

只有“妥妥”用自身的力量面对了，症状才有可能出现真正意义上的缓解，“妥妥”自己由弱到强的过程才是真正的康复过程。

什么叫“妥妥”自身的力量？凡是和自身能力相关的就属于自身的力量，比如身体运动平衡协调能力、抗挫折能力等。

抽动症的主动康复

抽动症的主动康复很重要，所谓主动就是“妥妥”个人自己的努力，让自身获得进步、提高（比如提高“妥妥”自身的内平衡能力）为主，其他的（比如治疗等）作为辅助条件。

对于抽动症的康复，“妥妥”自己主动的努力才是最重要和最根本的,没有自己主动努力的作用就谈不上能完全康复。

抽动症需要的往往不是某一种单一的或者单方面的治疗，而是需要根据情况以多种方法并内外结合来应对。成年“妥妥”自己积极主动地自我调节，在必要的时候配合治疗方法以辅助，会有更好、更直接的效果。

抽动症康复的关键在于提高“妥妥”自身内平衡能力。海夫人认为，这个内平衡能力包括身体平衡能力、情绪平衡能力和心理平衡能力。简单地说，这个内平衡能力就是指身心相互作用、相互影响、相互协调达到平衡、和谐状态的能力。

调节身体平衡能力

身体平衡能力包括体质、体能、身体运动平衡协调能力。

1. 循序渐进，养成运动的习惯

海夫人建议，“妥妥”可根据自身实际情况，选择适合自己的运动项目，慢慢坚持，循序渐进，养成运动的习惯。

体育运动可分为两种，即有氧运动和无氧运动。一般来说，日常运动以有氧运动为主，而想提高机体（某部分）的承受能力就选择针对性的无氧运动，比如如果身体的某个部位症状表现得比较频繁，可以增加这个部位的无氧运动，以提高这个部位的承受能力。

局部症状的应对，后面会讲解，先从整体情况出发，来了解一下。

身体症状出现，说明身体有瘀堵，这个时候可以选择做运动，并且是全身性、大肌肉的有氧运动。通过运动，帮助身体气血更好地流动，经络得以通畅。这个是应对抽动症的症状比较适用的方法。但是，运动需要坚持，不要三天打鱼两天晒网。

运动可以根据自己的喜好选择，可以有氧运动和无氧运动相结合，比如：游泳、登山、跑步、跳绳、骑车等有氧运动；深蹲、俯卧撑、平板支撑等无氧运动。最主要的是需要持之以恒。

2. 拉伸身体，疏通经络

运动前、运动后需要做拉伸身体的活动，通过拉伸身体的方式疏通经络。拉伸的时候尽量拉伸身体的各部位，拉伸到极致后开始放松，然后再拉伸，重复多次。

这个拉伸身体有点类似于伸懒腰，只是这个“伸懒腰”不是躺着，而是站着。

介绍一个具体的拉伸姿势：站立，双脚分开与肩同宽，双手上举，然后双手尽量往上伸展，双脚往下用劲伸展，能感觉到整个身体上半部分在尽量往上撑、伸展，下半部分在往下蹬、伸展，用劲伸到极致的时候开始放松，整个身体也会跟着放松，这一伸展一放松，拉伸活动就完成了。可重复做多次。

身体各个部位都可以用这样的方式拉伸，疏通经络。一般拉伸到位的话，5分钟浑身就会发热，甚至会微微出汗。

这个拉伸身体各个部位的动作建议运动前和运动后各做几次。

瑜伽中有很多类似于这种拉筋伸展的练习。练习过瑜伽的人都有体会，练习一段时间的瑜伽后，以前身体某个部位疼痛的情况可能会缓解甚至消失。瑜伽师可能会告诉你，那是因为通过瑜伽的练习使得原本有瘀堵的经络疏通了。

3. 体育运动和气功相结合

体育运动和气功相结合对于缓解抽动症的症状可能会有较好的效果。

气功中的静功有站桩、打坐等，气功中的动功有行禅等，长期坚持会有明显效果。

气功中的站桩和打坐有一定的难度，但是对提高身体内平衡能力有非常明显的效果。站桩和打坐最好每天各坚持做一个小时，刚开始时肯定不行，需要从10分钟开始，慢慢练习，慢慢增加时间。

站桩和打坐都要求静心，要身、心、意合一。就是你的身体知道你自己在做的事情，身体全神贯注投入这件事情；你的心知道你自己在做的事情，心全神贯注投入在做的事情。

气功中的站桩和打坐要求高，需要较多的时间，有时候不方便，所以可以先从气功中的动功如行禅开始练习。

行禅，没有较多时间的要求，生活中随时可以做，比较方便，只是需要持之以恒，因为短时间是看不到具体、实质的效果的，而只有坚持长期练习，量变才能带来质变。

生活中做任何事情的时候都可以练习行禅，也就是做任何事情都尽量身、心、意合一。

身、心、意合一其实也就是一种一心一意的状态，现在社会的人容易焦虑、浮躁，一心多用的情况比比皆是。比如吃饭的时候脑子里想着买股票，想着晚上看电影，等等。

行禅、打坐、站桩有时候对“妥妥”来说会如同受刑，特别难受，这是有原因的。因为“妥妥”自身的神经容易兴奋、活跃，脑子里好像永远在满负荷地转，想法多，“剧情”多，一幕一幕地转换不停。

另外，这里需要单独说一说瑜伽。瑜伽的部分动作和上面提到的拉伸身体的动作有点像，只是瑜伽加入了耐力、力量的训练。瑜伽不仅能疏通经络、活气血，还能训练耐力和力量，所以练习瑜伽对“妥妥”有一定的帮助，有条件可以在瑜伽师的指导下进行针对性练习。

调节情绪平衡能力

许多种类的障碍比如多动障碍、抽动障碍、强迫障碍、焦虑障碍、抑郁障碍、自闭障碍等都会有情绪障碍的表现，通常是大家不太能理解的情绪异常。

成年“妥妥”需要自主觉察并看见自己的情绪，情绪是人自身最灵敏的表现，我们想要找到并发现导致情绪障碍的点，唯有通过自我觉察，慢慢看到隐秘处或者深藏于潜意识里的东西。

情绪没有对错，只有好的情绪和恶劣的情绪。情绪就是用来表达的，情绪需要被看见而不是被评判。

情绪源自头脑“剧情”，情感来自内心。

每个情绪背后都有来自头脑的认知、标准、评判等，对情绪不需要去贴标签，而是需要主动地去觉察和看见，看到就好。

看到情绪来了，自己知道就好，身心的综合感受通常最先是通过情绪传递的。情绪只是身心的反应，看到就好，无须评判，更不用否定。

看到情绪来了，接纳这份情绪，允许这份情绪自然涌起，同时观察这份情绪，再慢慢任由这份情绪自然散去。

情绪的流动性就是指看见情绪，不否定情绪，允许情绪存在，并感受情绪、观察情绪，让情绪自然流经你的身心。

调节心理平衡能力

心理平衡能力也就是俗称的心力+心理空间。

心力可以说是一个人的综合心理能力。心力的提高可以体现出一个人真正的成长和进步。

心理空间指人面对事情时心的灵活度和包容度。

一个人的心越有力量，心理平衡能力越强。

觉知能力（自我觉察和看见的能力）能够拓展一个人的心理空间。

局部症状的应对

症状的特点是哪里瘀堵哪里出现，哪里弱哪里出现。

当症状出现，最简单的应对方式是疏通出现症状的部位，通过有氧运动和无氧运动结合的方式，增强这个部位的功能。

比如腹部抽动（如鼓肚子、吸肚子），可以通过游泳+练声+自主深呼吸（加强呼吸道、肺部、胸腹部的气血通畅）的方式，还可以通过针对性的无氧运动如仰卧起坐，加强腹部肌肉的力量，让腹部更有力量。

比如眨眼，首先应确定是否有眼疾，如沙眼、结膜炎之类的，如果有就治疗。如果确定没有眼疾，针对眨眼或挤眼等情况可以做眼部瑜伽操（海夫人的书《爱是最好的良方》中的文章《孩子频繁眨眼、挤眼、翻白眼怎么回事？

如何应对?》里有眼部瑜伽操的具体做法)。

比如关节处痒、酸，抽动症有的症状为关节扭动，这就需要每天做拉伸身体的动作，就是类似于伸懒腰的伸展动作。每天尽量拉伸身体各个部位，尤其关节酸的部位需要反复拉伸。拉伸完身体就开始运动，最好是做有氧运动，比如跑步、登山、跳绳、打球、骑车、游泳等。运动完以后同样需要做拉伸身体的动作。另外，可以配合单杠、双杆、吊环做拉、吊、撑、牵引等动作。

下面来看一个妥友的分享：

分享一个方法，我之前面部抽动，就是喜欢撇嘴然后摇头，频率有点高。我体质很差，然后为了增强体质就去了健身房（以增肌为目的的无氧运动）。前段时间练肩，教练教了我一个动作叫耸肩，即一手一个哑铃然后耸肩，以自己的极限重量做5组，一组12个。这个动作是练斜方肌的，练完第二天斜方肌感觉很酸疼，但是我的症状真的好很多了。到现在快一个月了，很明显我摇头的症状也好很多了，也可能是其他原因，但是我还是想分享给大家。

这个网友的分享有参考借鉴意义，因为加大肩部活动，提高肩部力量的同时能够加快这个部位的血液流动，使经络通畅。正好肩膀靠着颈部，肩部的疏通也会帮助提高颈部的疏通，所以这对于摇头的症状会有帮助缓解作用。

再来看一个群里群友的分享（这个群里曾经有个妈妈说她的儿子总是转他的手腕和脚腕，她看到很着急，于是在群里咨询，有一位群友回复了她）：

在我看来这不是病态，恰恰是孩子在自我治疗，因为我就经常用这种方法来做治疗。手腕和脚腕是气机运行的枢纽，这个枢纽不通则少阳经不通。少阳经包括足少阳胆经和手少阳三焦经，在我看来抽动症的各种症状恰恰就是犯在这两条经络上的。这样一讲大家是不是清晰一点？我们天天看着孩子的动作犯愁，想阻止他们，却没有想到他们在做什么。他们在本能地自我疗愈。比如耸肩和扭脖，大家可以自己做一下，感受一下，如果你自己觉得肩膀不太舒服，是不是会本能地转一下肩膀？如果你觉得颈椎不太舒服，是不是会本能地转动脖子？现在你知道该按摩哪里了吗？你迷茫是因为你没有真正了解过孩子的感受，没有模仿过孩子的动作，没有把这些动作看作自然而归于异类。孩子耸肩，你就帮助他转动肩膀；孩子扭脖子，你就帮助他放松肩颈。当然，这些都应该在保健玩乐的心态中完成。抽动症的身体动作是身体在帮助经脉疏通，目的是缓解不通造成的难受。

这个群友估计是个中医或者中医爱好者，用中医经络对抽动症做了清楚明白的表达，和我所表达的抽动症的症状是人体自身防御机制的自主反应是同一个道理。所以，可以说“妥妥”通过症状自主帮助自己平衡身心，抽动动作是身体在帮助经脉疏通。

局部当服从整体，抽动症想康复，还是需要整体努力，整体提高身体、情绪、心理三个方面的平衡能力。

艺术、兴趣爱好等的帮助

对于舞蹈、绘画、唱歌、弹奏或者其他的兴趣爱好，如果“妥妥”能投入其中，对释放、缓解压力，平衡身心非常有帮助。

观察抽动症这股力量

在前面“调节身体平衡能力”这一部分内容中，我有说到气功中的静功之站桩、打坐的练习，以及气功中的动功之行禅的练习。这些练习要求静心，保持一心一意，让身、心、意合一。

我也提到“妥妥”在这些练习中会如同受刑，特别难受，这是有原因的。因为“妥妥”自身的神经容易兴奋、活跃，脑子里好像永远在满负荷地转，想法多，“剧情”多，一幕幕地转换个不停。

那么面对这种情况，该如何开始做这些练习呢？太困难了，不少“妥妥”会因此放弃。

在一开始无法做到身、心、意合一的情况下，可以从观察（自我觉察）开始。

比如你吃饭的时候，人在吃饭，心却不在吃饭，陷入头脑里的想法中，意识也开始追着头脑中的“剧情”跑。这个时候别慌，也不要责怪自己，主动地进行自我觉察，细致观察这一切：嗯，刚才有一个想法跳了出来，没关系，这只是一个想法。看到这只是一个想法就好，不继续追，回到当下。当下我在吃饭，于是继续吃饭，要身、心、意合一，即人在吃饭，心也在吃饭这件事情上。

站桩、打坐、行禅的时候也是如此，心会乱，意识会跑偏，没关系，允许自己这样，要懂得让一切情绪流经身体，只保持自我觉察。不执着于任何一点，不去死磕跟随任何一点，保持自我觉察，知道身体在干什么，知道内心的想法，知道意识指向哪里，觉知这一切。

这个练习听起来简单，看起来好像也不难做到，但是真正融入、领悟，并且能坚持实践，却很不容易。如果真的能做到，会发现自己由内而外发生了翻天覆地的变化。

如何通过深度自我觉察追踪源头

这个需要通过不断地练习慢慢达成，无法一蹴而就。

每天主动地自我觉察，可以以自身的抽动症这股力量作为观察点，每天观察抽动症这股力量的初始状态、运动状态、存在状态。

刚开始这种主动的自我觉察的习惯比较难自主形成，这个时候可以借助一些辅助方法，比如写观察日记，随时把观察到的情况如实地记录下来。

这个练习在平常的生活中随时随处都可以做，练习的目的是提高自己的觉知能力（觉察和看见的能力）。

比如一个念头产生时，你主动地觉察了，你很清楚地知道这是一个念头，你只需要主动地觉察到，不需要去“追”（像追剧），不要陷入这个念头里左右纠结，不要去评价或者评判这个念头，只需要简单地觉察和看见。

通过不断地自我觉察，觉知能力会提高。觉知能力提高会收获什么呢？

先来说说影视中的慢镜头，正常情况下，电影放映机和摄影机转换频率是同步的，即摄影机每秒拍24幅画面，放映时也是每秒24幅画面，这时银幕上出现的是正常速度。

如果摄影师在拍摄时，加快拍摄频率，每秒拍48幅画面，而在放映时，仍为每秒24幅，那么银幕上就会出现慢动作，这就是通常所说的“慢镜头”。

如果放映时的频率不变，每秒拍摄的频率越高，那么银幕上出现的动作就会越慢，呈现给观众的一切更清晰，可以捕捉到更多的细节。

觉知能力的提高就有点类似于影视中的慢镜头，可以高频率地捕捉到每个细节，观察到每个点。

你的觉知能力越高，你就可以以更快的速度观察（觉察）事物。这个时候对你而言，事物在你面前就是慢镜头播放，一切都逃不过你的觉知，一切都清晰可见。

你对抽动症这股力量的观察也是如此，随着你的觉知能力的提高，你会在抽动症的症状将要开始的时候就看到它，甚至可以清楚它来自哪里，想要表达什么，将要去哪里。只有知己知彼，方能百战百胜。

举一个“纪昌学箭”的例子佐证一下：

古时候，有个年轻人名叫纪昌，他想拜著名的射箭手飞卫为师，学习射箭。飞卫说：“你回去继续练习把小东西看成大东西，然后再来我这里学习射箭吧!”

纪昌听了飞卫的话，回到家后用牛毛系上一个小昆虫，整天不停地看着。一晃四年过去了，他感觉自己已经能把昆虫看成车轮一样大了。于是他拿来弓箭，搭弓射箭，果然一箭射中小昆虫，而牛毛却丝毫未断。

纪昌又来到飞卫那里，向他讲述了自己练习看东西的过程。飞卫高兴地对他说：“你已经掌握了射箭的基本功夫，我可以教你射箭了。”

就这样纪昌跟着老师刻苦学习射箭，两年后，他学有所成，不论远近，只要弓箭能射到的地方，他都能射中。

觉知能力提高，你就有能力游刃有余

自我觉察和看见是第一步，这个过程在刚开始时类似于刹车的作用。如果没有自我觉察和看见，你会一直是“被控”的状态，你不知道抽动症这股力量什么时候开始和因为什么开始，然后又以怎样的方式干扰你，从而让你有了奇奇怪怪的身体动作。

说说海夫人的亲身经历和体会。海夫人虽然没有抽动症，但是海夫人在青春期时有青春期抑郁症，后面很长一段时间都需要面对抑郁所带来的低沉、黑暗的糟糕状态。

刚开始海夫人就是处于“被控”的状态，海夫人不知道是怎么回事，会周期性地进入抑郁状态，人仿佛进入一个可怕的黑色无底洞。

那个时候，整个人是处于崩塌状态的，就是整个人仿佛被摔了下来，跌入的并不是地面，身体上没有撞击的痛感，整个人看起来好好的，别人看你也是好好的，但是只有自己知道，自己太不好了，自己就像进入了一个无形的而且潮湿、阴暗的空间。这个空间和我们现实的世界不一样，它吸食人的活力、能量，像黑洞一样。

海夫人曾经重复很多次这样的过程，懵懵懂懂、糊里糊涂的。后来有一次，居然无意中觉察到了那个源头。那么，源头有什么呢？黑压压的一片，当时能看到的就是这个场景。

不知道是不是天意，后来每次海夫人都会主动地觉察那个源头。起初都是感觉被撂倒后挣扎着匆匆地去看，慢慢地，海夫人主动的觉察越来越提前，逐渐地，当“黑洞”远远地准备袭来时，都能觉察得到。

随着海夫人主动地去观察，去觉察，海夫人从这个“黑洞”里觉察到的东西越来越多，伤心、压抑、自我攻击……

当觉知能力提高后，就不再是蒙在鼓里不断重复的懵懂状态，而是逐渐通透、豁达，可以承受当下的状态了，“黑洞”后来成了海夫人的“百宝箱”。

抽动症这股力量需要“妥妥”自己去觉察，才能知道这股力量在通过身体动作或者声语型动作要告诉你什么，需要你做些什么。

欲速则不达

海夫人从2009年1月开始在网络上分享有关知识，并接触到了一些“妥妥”群体，见过的“妥妥”们大多心态急切，希望病症能快点好。这个当然是可以理解的，但是往往因为太过于执着想快点好，想让症状尽快消失，所以虽反复治疗，努力控制症状，但症状却好像断不了根的野草，野火烧不尽，春风吹又生。有的“妥妥”即便反复经历了这样的过程，也拒绝接纳现实。治疗可以帮助缓解症状，但是仅凭治疗也是难以治愈抽动症的。

“妥妥”在必要的时候可以借助治疗，让频繁出现的症状得到缓解，从而不影响正常生活。

抽动症的症状缓解并获得了稳定，但就算是稳定了也并不算是好了，因为抽动症稳定之后也会有反复，而抽动症好了以后就不会有反复。

如果“妥妥”的目标是彻底治愈，那么一定要做好心理准备，欲速则不达。当自身的内平衡能力失去，症状就会表现出来，那么康复的关键和根本就是提高妥妥自身的内平衡能力。

“妥妥”身心的瘀堵最终需要“妥妥”自身的力量去疏通、平衡。

抽动症常见的并发症——强迫症

抽动症最常见的并发症有两个。一个是抽动症并发多动症。这在12岁前的小“妥妥”身上出现得比较多，尤其是学龄前后的“妥妥”。关于抽动症并发多动症的情况，海夫人在《爱是最好的良方》《看见才是爱》中有分享。另一个是抽动症并发强迫症。这种情况在青少年“妥妥”和成年“妥妥”身上比较常见，抽动症并发强迫症的情况在《看见才是爱》中有分享。

不少成年“妥妥”都有抽动症并发强迫症的情况，而且有这样的体会：当身体的抽动症症状特别明显的时候，强迫症症状就会表现得轻微；而身体的抽动症症状表现得不明显的时候，强迫症症状就会表现得严重些。

对于强迫症，不能用强硬的方式克制、阻止。用强硬的方式克制、阻止有点类似于身体表面一个包鼓起来，你用外力比如用榔头粗暴，野蛮地将它打下去，虽然打压平整了，但是这个包是否就此永远消失了呢？没有，这个包有可能会从身体其他地方再冒出来。

可以说，强迫的源头就是焦虑。抽动症并发强迫症的“妥妥”，当感受到焦虑时，这份焦虑要么通过抽动的方式表现出来，要么转为强迫的方式表现出来。

皓峰曾提到他的强迫症的症状——揪头发、拔毛癖。

皓峰的父母都是教师，对他要求严格，同时一点儿也不理解他的抽动症症状。父母从未主动了解过他身上这些动作是怎么回事，而是一味地要求他改掉这些他们认为的坏毛病或坏习惯，为此对他的批评和说教肯定少不了。年少的他面对着这样的压力，同时也有着巨大的困惑：这些动作他根本控制不了，也不是他故意为之的，他也不知道这是怎么回事。

父母的不理解，加上他自己面对压力时的焦虑和惶恐，慢慢地就演变成强迫的表现，主要表现是揪头发。揪头发的过程其实就是两股纠结的力量相互纠缠的后果。比如：这样对，那样不对；那样对，这样不对；等等。

归根结底是父母对他的症状的不接纳、不理解，父母不接纳的信息传递给他，他也就出现了矛盾的一面。有一个声音是自己对自己的不接纳，而另一个声音却可能是：这就是我，这样的我没有错。久而久之，这两个相互矛盾的声音产生的纠结和影响就形成了强迫。

强迫最初出现的本意是调和这两个矛盾，以及平衡这两个矛盾产生的纠结、焦虑感，属于自我防御的方式，虽然这是错误的防御方式。

皓峰说从32岁开始，他揪头发的这个症状通过自我心理疏导，用个人意志基本控制了。

抽动症这股力量只能由内而外地化解，强硬地用意志力控制，其实只是强力地改变了它的表现方式，从一种表现方式变为另外的表现方式。

当皓峰用个人意志控制了揪头发的行为，抽动症这股力量不再表现在揪头发这个强迫行为上，但是可能会发生转移，转而通过抽动或者其他强迫的方式表现出来。

据海夫人观察和了解，抽动症并发强迫症的情况，意志力强的人可以通过这样强硬的方式转移或者转化自己的强迫行为，强迫行为可以通过抽动的方式表现，让强迫的表现不那么明显；意志力弱的人，尤其是小“妥妥”，如果用这样的方式有可能会适得其反，甚至会导致强迫症更严重。

单纯的强迫症，如果用这种方式会直接导致强迫更厉害，比如强迫行为洗手，本来只需要洗10次，如果用意志力控制自己只洗3次，最后可能会需要洗20次甚至更多，这样这次的强迫行为才能完成。因为单纯的强迫症，强迫没有其他的方式可以转移、转化，不像抽动症并发强迫症的情况，强迫可通过抽动来转移、转化。

强迫症往往越控制越严重

当一个人强迫症发作的时候，无论是强迫行为还是强迫思维，本人会觉得，这股力量太过强大，必须要执行，不执行的话内心便如同有小猫爪在抓挠一样，令人坐立不安；只有执行了强迫行为，内心才会归于平静。

单纯的强迫症，如果用意志力强行制止可能只会暂时压抑这份强迫的冲动，延后的表现（后面遇到类似情景会再次表现）甚至有可能会使强迫行为更厉害。

大多数强迫症患者都有这样的体会，强迫来的时候，越控制越严重，越纠结越持久。比如担心门没有关好想反复确认，但是这样做的时候如果下意识去控制，或者陷入纠结、矛盾状态，不停地告诉自己这样不好，如此，这个反复确认是否关好门的强迫行为只会更严重，持续时间也更长。

自我觉察和看见

来看一个强迫症互助交流群里群友对强迫的表达：

强迫症群群友A：我要是想刨根究底一件事，我就暂缓，晚点再暂缓，然后再晚点就失去了这个冲动了。

这个强迫症患者的表达非常有代表性，强迫症患者一旦陷入属于自己的强迫思维模式，这种思维模式就仿佛自带力量，这对强迫症患者来说感受到的就是一种让人特别紧张、压迫的焦虑感。为了缓解这种特别紧张、压迫的焦虑感，必须按着强迫思维模式的指引重复做一件事情，比如反复洗手、反复回头、反复检查等，再比如这个人表达的想刨根究底一件事的情况。

强迫思维或者强迫行为缓解的就是强迫源头这种特别紧张、压迫并且带着巨大力量的焦虑感。

当你有力量暂缓一下，再暂缓一下，好像自己在主动地自我觉察和看见并尽可能地避开这个强迫思维模式的旋涡时，这也就意味着你和强迫思维模式之间有了一点小缝隙，你不是处于紧紧地被强迫思维模式主导和控制的状态。而这个能带来曙光的小缝隙，也可以说是属于你自己的真实心理空间，是你的自我觉察和看见所带来的觉知能力。这种觉知能力带来的属于你自己的真实心理空间就是曙光，也是慢慢好转的开始。

强迫症隐藏在潜意识里

强迫症群群友B：我就感觉我的“强迫”融化在我的血液里，就一个点，贯穿所有，怎么也摆脱不掉，做啥事都摆脱不掉，注意力全在这里，比三观还强硬，太难改变了。

在人的精神活动的汪洋大海里，意识是露出水面的一小部分，能够被我们看见；潜意识是隐藏在水下的大部分，我们看不见，无法随意觉察到，然而潜意识却无时无刻不在影响人的行为。

那些被深藏的童年时期的经历，以及生活中一些创伤性的经历、不合伦理的各种欲望和感情就藏在潜意识里，那份纠结、拧巴的焦虑感（往往是强迫的初始）也藏在潜意识里。只有当潜意识里的内容进入前意识，再由前意识进入意识，这些深藏的内容才能被觉察到，成为可以了解并面对的内容。

没有人能够左右或者决定自己的潜意识，但是我们可以通过对意识清醒的觉察和看见，主观地面对和应对意识。意识里的内容和我们存在于同一个时间和空间，我们够得着，可以去面对和应对。

可以反复主动地去觉察并看见那个“强迫”，可能刚开始你根本无法看见，因为你还没有看见，“强迫”就已经来了，所以你都不知道它是从哪里冒出来的。

没关系，持续进行这样的练习，反复主动地觉察并看见。在做这个练习的时候，无论是强迫行为还是强迫思维，都不要排斥。你越排斥，越不接纳，这份强迫的力量可能就越会持续下去。

强迫的源头就是焦虑，就是一份纠结、拧巴，所以坦然接纳是第一步。你首先需要和你的“强迫”握手言和，愉快地和你的“强迫”相处，直到某天你能够从潜意识的汪洋大海里把这些内容打捞起来（看见）进入前意识，再进入意识。

主动自我觉察和看见就如同阳光照进潜意识的黑暗里，当它们能够被觉察和看见，也就能够被意识到，从而进入意识层面。

强迫症的康复不仅是欲速则不达，而且是欲速则毁

我遇到很多有强迫情况的孩子的家长都非常着急，恨不得有个什么方法立马让孩子的强迫情况消失。

相对于抽动症，强迫症的康复更需要耐心和时间，急，不仅是欲速则不达，而且是欲速则毁。

人的焦虑产生后通常需要转嫁出去或者以转化的形式分解出去，比如焦虑转为强迫，焦虑转为抑郁……焦虑本身属于人自身的内动力，只是不是以一种完全正向的方式呈现。焦虑来的时候，无须回避，更无须克制压抑，而是需保持自我觉察的同时让焦虑以动态的方式呈现、表达出来。

没有认识到强迫本质的治疗都是治标不治本的

强迫症群群友C：我分享一下我好起来的经历，就是无论你信不信，或者无论阻力有多大，你不可能通过应对现象或症状去缓解强迫症。因为这样你可能会被强迫症拖入旋涡。哪怕你暂时想清楚了你遇到的强迫现象，它也一定会复发或者泛化，因为这就不是强迫症的康复方法，就像你已经受了内伤，但拼命通过化妆去恢复气色。

强迫症康复的方式要么是你挖出背后的恐惧，一点点去修复创伤；要么是你悟性足够，掌握无为而治的技巧。我是两者结合起来恢复的。

所以：

（1）挖掘背后的恐惧和创伤，勇敢面对并和解。

（2）放下对强迫现象的执着，要相信你不纠结于这些现象，慢慢地也能正常生活。

就是说比如你有强迫现象A和B，你不要纠结或者让自己放下强迫现象A和B。A和B不重要，它就是现象，现象会不停变化或者泛化的。你解决了A和B，可能还会出现C和D；而有些人虽然没有出现C，但那是因为他长期执着于A和B，所以C没有出现，这其实没有本质区别。

我是通过长期应对强迫现象才认识到这一点的，那些没有认识到强迫本质的治疗都是治标不治本。我已经差不多好了。

这个强迫症群群友无疑和自己的“强迫”发生了真实的链接，也就是看见了自己的“强迫”，看见了强迫背后的纠结点或者恐惧点，所以他开始直接、正面面对，没有去反复纠结不同的强迫现象，而是每次主动地去进行自我觉察，去“挖掘背后的恐惧和创伤，勇敢面对并和解”。这个过程就是自我修复和成长的过程，同时也能让强迫症得到康复。

那些整天围着症状转的人，其实并没有真正懂强迫症。这和抽动症的康复是差不多的道理，盯着症状、围着症状转、跟着症状走的，永远搞不明白是怎么回事，症状只是表象，并且症状是千变万化的。

抽动症并发强迫症个例

在这里，海夫人举一个抽动症并发强迫症的个例。

个例情况介绍

男孩，初一，13岁，抽动症并发强迫症。他在学校曾遇到校园霸凌，当时曾有同学拿刀指着他，威胁他，致使他之后出现了对刀的极度恐惧，每次看到刀就想拿刀砍自己的脖子，为此家人把家里所有的刀都藏了起来。虽然家人把家里的刀都藏起来，在家里是看不见刀了，但是出去外面仍然会有可能看见刀。每次看见刀，他就恐惧、焦虑、紧张，脑子里会产生强迫思维，想拿刀砍自己的脖子。

家长先向海夫人做了咨询。在整个咨询过程中，家长充满了焦虑和担心，整个人处于一种紧张、纠结的状态。

家长对孩子的养育方式是精细化养育、共生养育，而精细化养育、共生养育长大的孩子往往有着头脑思维和实际行动能力不相匹配的情况，如头脑思维“高高在上”，而实际行动能力却远远落后。

但凡一个人想得太多而做得太少，就容易有神经症。

在咨询过程中，家长问得最多的就是：“孩子每天都要问我如果他拿刀砍了脖子会不会死。我该怎么回答？我该怎么办？”

然而，这个13岁男孩的咨询过程则相对轻松得多。整个咨询过程中，男孩都在非常认真地听，而且是非常简单地听。当海夫人和他互动的时候，他也会非常认真地回应。

海夫人在这个咨询的过程中，和孩子之间的能量是相互流动的。

成年人很难做到听的时候只是简单地听，看的时候只是简单地看。他们会边听边评判或边听边套概念，边看边比较。

男孩咨询完以后，海夫人看到了他发自内心的开心。

个例咨询内容整理

在咨询过程中，这个13岁男孩先提到他对刀恐惧的起因——

13岁男孩：有一次我妈出去了，我爸也出去了，就我和我姐在家。她在睡觉不愿起来给我做饭，我就自己做，却被刀吓到了。后来我看到刀就想起了死亡，非常害怕。

然后，他又提到那次校园霸凌事件。

13岁男孩：我和同学发生过争吵，当时他拿刀吓我，用刀指着我。

海夫人先引导孩子把注意力放在身体上。

海夫人：你能把看到刀的感受描述一下吗?

13岁男孩：看到刀就想起了死亡，非常恐惧，想逃离。

海夫人：你看到刀的身体感受是什么？是身体整个收紧还是后背发凉？想一想当时的情况，把身体的感受描述给我听。你刚才表达的是头脑里的想法，我现在问的是你的身体感受，身体感受也就是你生理机能的反应。

我跟你讲一下我曾经遇到蛇的一次经历，以及我的身体反应和心理感受。

那时，我还是一个在学校读书的学生。有一天，我抱着一堆书准备从教室去学校的一片树林。那里比较安静，我喜欢到那里看书。

我抱着书走在通往树林的一条小道上，道路两边有树，还有杂草。当时我脑子里想着其他事情，并没有把注意力放在走路这个行为上。突然草丛里有响动，我的身体很快有了反应，就是条件反射的那种反应，非常快，感觉全身一阵收缩、紧张，还出了汗。

那个时候我其实还没有看见蛇。有这样一句话："身体知道答案。"很多时候，我们的身体会抢先感知到周围环境中的不同。

就像当时我还没有看见蛇，但是身体已经快一步有了反应。这个时候我就停了下来观察周围，然后我就看到了那条蛇。那条蛇正从小道左边的草丛里滑出来，然后很快地滑到小道的右边。它就从我面前穿行而过，转眼间就不见了。

我看到蛇后，后面的害怕其实是来自对蛇的想象（头脑中的想象）。在城市里看到蛇的机会微乎其微，而大多数人对蛇又都很害怕。我在那个地方停留了一会儿，抱着书在那里自己对自己说原来是一条蛇从我面前跑过去了。

再过一会儿，我便离开了 。

整个过程大概就一两分钟，从我的身体感觉了周围环境中的异常，身体条件反射地出现反应，如紧张、收缩、出汗、心慌。然后我停下来观察周围，看到了一条蛇从我面前窜过去。当我真的看到这条蛇时，我身体上的紧张、收缩和心慌反而慢慢消失，取而代之的就是头脑里的想象，即对蛇的恐怖想象，比如：好险啊！如果咬了我一口怎么办？真可怕！

然而，当我刚开始在头脑里想象各种“剧情”时，蛇就已经消失了——它从我面前窜过去不见了。

后面我很快就放弃了想象（放弃头脑里想象出来的“剧情”），离开了，这件事情就此完结。

海夫人为什么把自己遇到蛇的经历如此详细地描述给这个男孩听呢？海夫人其实是要告诉他，他看到刀的恐惧大部分来自头脑的想象，并非当下的事实。

这个男孩看到刀时，头脑里就产生了一个可怕的想法。他没有去联系当下的事实，而是跟着头脑里的想象走，于是那个想法就在头脑中不断重复。

当下并没有发生这样的事实，而头脑想象的内容不断重复，于是在肯定和否定中，拧巴出现了，于是开始有了强迫思维或行为。

海夫人认为，大多纠结和拧巴的状态其实都来自头脑想象，而并非当下的事实。

很多时候，当孩子遇到这种情况向家长求助时，家长往往是好心办坏事。比如，家长会说：“没事的，没事的，你不碰刀就没事的。”或者家长比孩子还焦虑：“怎么办啊！

这真要命啊!”

强迫思维或行为的源头其实就是焦虑，一个孩子出现强迫思维或行为，很多时候是养育方式、环境、家长自身出了问题。焦虑一经产生就需要通过各种方式转化或转嫁出去，焦虑本身就是情绪能量。

在物理知识中，我们学习过能量守恒和转化定律。焦虑出现了就会以各种各样的方式表达、转化或转嫁，例如运动释放、觉察化解、倾诉表达等。它不会凭空消失，也无法被灭掉，更不会假装它不存在就不存在。

焦虑转化为强迫思维或行为的方式，只是人本能的自我防御反应。焦虑就像软性刀片，不能直接地和人接触，因为那样太难受了，没有几个人能受得了。当焦虑转化为强迫思维或行为，在其反复的过程中释放的其实就是焦虑。

后面海夫人又给孩子举了另外一个例子。

海夫人：我再讲讲发生在我身上的一件事情。我小的时候，大概是上小学的时候，那时还不会用水果刀削水果，平时都是父母帮忙削。有一天，父母不在家，我却想吃水果，于是就自己拿水果刀削，但是我不会用，而家里的刀又特别锋利，于是我的手很快就被割了一个口子，流了很多血。

当时我对这把水果刀有了恐惧，因为自己不能很好地控制这把刀，不能熟练地使用这把刀。

后来，我问爸爸到底是怎么削水果的，爸爸手把手地教我，我也认真地学，在反复练习后很快就能非常娴熟地削水果了。

在没有很好地掌握削水果的技巧时，水果刀不小心划伤了我，这个过程让我产生了恐惧，因为不能掌握而有了不安全感，因为感到不安全而焦虑。当我已能正确、熟练地使用水果刀，再面对水果刀的时候就不再恐惧了。

所以，你对刀恐惧最根本的原因还是你内心的焦虑和恐惧，而你同学拿刀指着你、威胁你只是一个诱因。当时你的同学只是威胁你并没有真的割伤你对不对?

13岁男孩：对。

接下来，海夫人告诉这个男孩为何会因为一件事就诱发了强迫思维或行为。

海夫人：为什么会这样？因为你是在精细化养育、共生养育的方式下成长起来的（或者还有其他的原因，你缺乏安全感），你做事情的体验和实践还不够，很多事情父母替你做了或者替你安排了，你自己的自主体验并不多。

当你受到了一些事情的影响诱发你的不安全感时，这种不安全感又触发了你前期在精细化养育、共生养育方式下成长时积累的问题，于是这些曾经潜藏的问题（障碍），以这种强迫的方式呈现了。

你既无法掌控，又拒绝接纳这种情况（或者你不想否定自己），于是就拒绝当下的事实，而想象往往来自头脑而非当下的事实，于是在事实和想象中你就拧巴起来了。

在讲述的过程中，海夫人也跟孩子提到了意识和潜意识的相互作用。

海夫人：你的同伴为什么会拿刀来威胁你呢？因为你的潜意识告诉他你害怕这个或者你的潜意识告诉对方你的

不安全感。你无法想象，可能你认为不具备说服力，但确实是这样的。

人和人的意识、潜意识会互动，比方说当有一天你能够很平静地面对刀具，能够接纳当下的事实，勇敢面对你的不足，能够自我担当，你的同伴也就不会再轻易地拿刀威胁你，因为他知道威胁不了你。

在亲子养育中，孩子总是会比较准确地表达出家长的潜意识，而家长也多数在用潜意识养育孩子。

然后，在海夫人的亲自指导下，这个男孩又完整地做了一个小的体验和尝试。

海夫人：现在你让你爸爸妈妈把刀全部拿出来，然后你现场给我描述一下看到刀后你的感受，如你的身体反应、头脑里的想法等。

13岁男孩：稍等！

海夫人：让他们把刀都放在桌子上，然后你站在桌子前面。先不要着急跟我说你的感受，你先好好感受一下面对刀的各种反应，感受完了以后你再从头到尾地把那种感受描述给我听。

13岁男孩：我的第一反应是有点紧张。

海夫人：刀放在桌子上，你的反应是紧张，对吗？

13岁男孩：对！

海夫人：那你告诉我，你的这个紧张是身体上的紧张还是心情上的紧张？

13岁男孩：身体上的。

海夫人：那你现在描述一下你那种身体上的紧张是什

么样子的。具体描述。

13岁男孩：刚开始感觉不敢接近，想离开，不想看到它。

海夫人：那不是身体上的感觉，是头脑里的想法。想一想刚才开始时我给你讲的我遇到蛇的那次经历和体会，我当时身体上的反应就是感觉我的肌肉一阵收缩，身体有一种紧绷的感觉，有轻微的抽搐，还出了一点冷汗。这是我身体的反应。

我的身体反应完了之后，我的脑海就闪过这样一句话："有情况？什么情况？"然后我就开始观察周围，之后我看见了那条蛇：哦，原来是一条蛇！

我的身体先出现反应，之后头脑里的想法是第二反应，第三反应是通过眼睛进行观察。

现在你再继续描述一下你的感觉。

13岁男孩：有冷汗，觉得身体一阵收缩。

海夫人：第二反应呢？

13岁男孩：有点害怕。

海夫人：其实你的第一反应来自你的眼睛，因为你的眼睛先看见的刀。眼睛传递了信息，身体上出现了紧绷的反应。你自我觉察一下，你觉得你的头脑里的反应是在最后的吗？

13岁男孩：嗯。

海夫人：对，你的情况为什么和我不一样呢？我那一次是我并没有看到蛇，我的身体先感受到了草丛里的异样，且先有了反应。

你是先看到那些刀，然后眼睛传递信息给你的头脑，你开始有紧张，于是强迫思维出现了。头脑再把这个信息传递给了身体，然后身体迅速地有了一种反应。

现在你面前的桌上一共有几把刀？

13岁男孩：四把。

海夫人：你告诉我你看到一把刀和看到四把刀的感觉和反应有什么不同。

13岁男孩：基本没有什么不同。

海夫人：几乎是一样的，所以刀的数量对你出现强迫思维是没有影响的，对不对？

现在你站在刀的前面，你的身体反应是不是一直在持续？

13岁男孩：对，一直在持续。

海夫人：那你再给我描述一下你的身体反应。

13岁男孩：就是刚才开始时描述的那种持续的反应。一直是头脑里的，好像没有身体上的，一直是头脑里的。

海夫人：就是你一看到刀时，你的身体除开始会有稍微紧张感和出一点冷汗的反应外，后面身体上的反应就没有了，而出现的全部是头脑里的想法是吗？

13岁男孩：对。

海夫人：你现在把头脑里的想法表达出来，有什么就说什么。

13岁男孩：比较紧张，通过刀联想到死亡什么的。

海夫人：你放松，就是你头脑里有什么想法就说出来，什么杀人了也没有关系。你主动地去觉察它，尽量用描述性语言把它表达出来 。

13岁男孩：想到那些刀会杀掉自己。

海夫人：你想到那些刀会杀掉自己是吗？你觉察到了你的这个想法，但它具体是怎么样的呢？就是简单地一直重复这个想法吗？没有其他的了？你还看到了什么？

13岁男孩：看到了脑海里想象的东西。

海夫人：你现在把它说出来，你看到什么就直接表达出来。

13岁男孩：看到刀砍到自己的脖子。

海夫人：嗯，这里还是有一个想象的画面的。

13岁男孩：有想象的画面，不过不好描述出来，就跟刚才说的一样，可能是产生的幻觉。

海夫人：那你想象的这个画面会重复出现吗？就是你刚才说的刀砍到脖子上自己会死的画面，会不会重复出现？

13岁男孩：会。

海夫人：那你现在就跟着它说“刀砍到脖子上自己会死”，我想知道它出现的频率。你就一直说，我没有说停，你就不要停。

13岁男孩：刀砍到脖子上自己会死，刀砍到脖子上自己会死，刀砍到脖子上自己会死，刀砍到脖子上自己会死，刀砍到脖子上自己会死，刀砍到脖子上自己会死，刀砍到脖子上自己会死，刀砍到脖子上自己会死……

海夫人当时有看时间，男孩大概说了3分钟，海夫人就让他停了下来。

海夫人：好，你现在停下来。我刚才让你说了3分钟，就是让你跟着你头脑出现画面的频率说，从你说的速度来看，频率是一般的，不算快。

你刚才跟着你头脑里出现的画面说了3分钟后，你现在是什么感觉？

13岁男孩：感觉很累，但那个想法感觉变弱了，自己也觉得不那么害怕了，内心轻松了一些。

这个时候孩子明显挺高兴，语气里都透着轻松感。

海夫人：我只让你说了3分钟，你就感觉没那么紧张、害怕了。我叫你停的时候，你当时的语气也已经没有刚开始说的时候那么焦虑了。

如果我再让你说10分钟或半个小时，那么又会是怎样的感觉呢？你对刀的恐惧是不是会越来越淡？你明白我的意思了吗？

13岁男孩：明白了。

海夫人：这个想法一点也不可怕，它就是一个想法，所以你只要去觉察它就行了， 而不需要把刀收起来。只有你觉察并看见它，才能面对并破解你对刀的恐惧。如果你躲起来（把刀藏起来），那就是鸵鸟的做法。

你现在看到刀是不是一点身体反应都没有了？是不是一点儿也不紧张了？但是头脑里的想法还在对不对？我只让你看着刀保持觉察，说了3分钟自己头脑里想象的画面，那种恐惧感就减弱了。如果我让你说半个小时，或者每天说3分钟、5分钟，你想想会有什么效果呢？很简单吧，现在你明白了是不是？

13岁男孩：嗯，明白了。

这个方法对上面案例中的这个13岁男孩非常有效（当然，具体情况具体分析。刀具始终还是属于危险物品，人们尤其是孩子对其存在一定的恐惧心理也是一种比较正常的心理反应。对于孩子，也应该提醒他们刀具在日常生活中的危险性，让他们对刀具的危险性保持警惕。但是，如果是因为他人的某种行为或者其他原因诱发孩子对刀产生了超出正常范畴的恐惧心理，而且形成了强迫思维或强迫行为，甚至可能会出现自伤的情况，那就必须要进行心理疏导了，例如上面的案例）。后来，据反馈，那个男孩在咨询结束后，用海夫人在咨询中教他的小方法体验一周后，对刀不再紧张、恐惧了。这让海夫人感到非常欣慰。

然后，海夫人又给了这个13岁男孩一些建议。

海夫人：现在你还需要做一些什么调整呢？

首先在身体上，你需要多运动。强迫思维的源头是焦虑，焦虑来的时候需要释放，而运动可以缓解焦虑。每天坚持运动本身也是在锻炼你的意志力，例如跑步、游泳、登山、跳绳、骑车、练拳击等。你的能力需要提高，比方说刚开始你只能拿5斤的东西，如果你现在想拿10斤的东西，那么你就得锻炼以加强自己的力量。当你自己足够强大时，你觉得你还会怕那个欺负你的人吗？

在生活中或成长过程中，遇到的很多难事都有其积极的意义，当你通过自己的努力面对了，你也因此获得了成长，这个才是这些事出现的真正意义。只有你成长了，你才能相应地获得各种各样的能力；而当你遇到难事的时候，更多的还是要靠你自己的能力来应对，而不是靠别人，比如说这个关于刀的强迫思维，你觉得你的父母能帮到你吗？

13岁男孩：不能。

海夫人：当你体验了，面对了，并且战胜了，这种亲身经历和体会比你从书本上学到的东西更有实际意义。因为这种亲身经历更接地气，不像书本上的东西大多是理论，理论如果不与实践相结合是起不了任何作用的。你需要觉察和看见，并接纳当下的事实，而不是逃避。

强迫思维或行为其实就是两股纠结的力量纠缠在一起，一股来自当下真实的情况，一股来自头脑里的否定。

最后，海夫人告诉孩子要自己守住边界，拒绝家长的越界。

海夫人：以后自己的事情自己做，不要让爸爸妈妈越界。如果他们越界了，你要理直气壮地告诉他们，你的身体感受只有你自己知道，你的事情你自己选择，自己面对，自己完成，自己担当。自己的体验非常重要。

13岁男孩：谢谢海阿姨！

康复需要过程，没法一蹴而就

上述咨询案例中的13岁男孩用了海夫人在咨询过程中教他的体验小方法，很快就不再惧怕刀了。他对刀产生的恐惧心理消除了，那么这个孩子的强迫症是否就因此好了？

不是的。

刀，在这个男孩的强迫思维或行为中只是一个道具、一个由头，他的强迫源头其实并不是这个刀。所以当他解除对刀的恐惧后，其实他的强迫思维转移到了对窗户的纠结上。他时常会担心自己的玩偶会从窗户掉下去，所以他必须要关上窗户。

对此，家长的理解又产生了错误。家长对男孩说："孩子，你要面对才能克服。"于是，家长模仿海夫人的做法(之前在对刀恐惧的问题进行咨询的时候，海夫人曾让孩子把家里的刀都摆在桌上，让男孩直接面对)，强行把窗户打开。家长这个做法本身并没有什么问题，但是问题出在家长并没有像海夫人那样引导孩子，即先引导孩子观察自己的身体感受，然后主动地觉察自己头脑里的想法。家长的这种做法反而让孩子更难受，于是家长慌了，又来咨询海夫人。

海夫人问家长："强迫孩子很快乐吗?"

家长后悔地说："唉，不应该强迫他，我们在他康复的路上又犯错了。"

家长太急功近利了，恨不得让孩子的强迫症症状立刻就好，结果却适得其反。

一个孩子的强迫思维或行为往往与家长的养育方式、环境有一定的关系，这个时候家长需要退后，给孩子关爱，也要给孩子空间，而不是步步紧逼，强迫着让孩子的强迫症症状赶快好，这样只会导致孩子的强迫症症状持续的时间更长，甚至更严重。我们需要做的是，慢慢地引导孩子进行自我觉察，引导孩子关注当下的事实，引导孩子努力地自我成长。

有些障碍（如抽动障碍、多动障碍、强迫障碍、抑郁障碍等）的出现都是日积月累的结果，所以无论是家长还是孩子都不太可能通过一次咨询就顿悟，也不太可能让这些障碍马上就消失。无论是渐悟还是顿悟，是完全康复还是病情稳定，都是持之以恒地努力、慢慢地积累、脚踏实地地付出行动获得的，是由量变产生带来质变的。

从不知道（无知）到知道（了解）需要一个过程，从知道到做到也需要一个过程，而这两个重要的过程都是要靠踏实地活在当下、面对当下获得的。

因此，抽动症、多动症、强迫症、抑郁症等的康复没法一蹴而就。

结语

生命中的礼物

抽动症已经来了，我们没必要反复地在抽动症这个问题上纠结。

比如：反复问为何就我自己有抽动症而别人没有。

比如：反复说我一定要治疗好我的抽动症，否则就不活了。

抽动症目前成因不明，也没什么有效的治疗方法能够治愈抽动症。治疗只是辅助，在需要和必要的时候选择治疗来帮助你缓解症状，使其不影响你的日常生活即可。

因此，纠结问题本身，不是解决之道。

爱因斯坦说："问题和解决之道是两个不同层次的思维方式。"反复纠结问题本身会让你越来越焦虑，而勇敢、正面、正确地面对才是解决之道。在这个过程中，你会找到并发现自己的力量，从而在这个过程中拥有不一样的收获。

“你是我妈妈，我怎么样你都喜欢我。”

中午，海夫人和儿子吃饭时，儿子每隔一会儿就使劲地眨眼睛、奇怪地摇头和扭动身体。

海夫人看着难受，忍不住问：“儿子，怎么了？为什么会这样使劲地眨眼睛、奇怪地扭动身体？”

儿子用他那充满童真的表情看着海夫人，有些认真地说：“妈妈，完了，我这样子长大了会没有老婆也没有孩子的！”

海夫人有点不相信自己的耳朵，以为自己听错了，就问：“儿子，你说什么？”

儿子认真地重复了一遍刚才说的话，眼里带着坏坏的笑意。

“为什么？”海夫人问。

儿子说：“难道你不觉得我现在这个样子

很丑吗？”

“我不觉得。”海夫人摇着头回答他。

“你当然不觉得。你是我妈妈，我怎么样你都喜欢我。”

“如果你老婆像我一样爱你，她就不会嫌弃你……”海夫人笑着这样回答。

“每一次遇到这种情况都是一次转化的机会。”

“曾柏颖，你好！我是海夫人。”

“海夫人，我刚才发的视频你看到了吗？我没有拍对方的脸，我就是想让你知道又发生的一件事情。”

曾柏颖不知道是在台湾大学的校园里还是在其他什么地方，在微信语音电话里海夫人能清晰地感受到他的身体在频繁地抽动，并不断地清嗓子、发声。

“我看见了，我知道你在高铁上又遇到理解不了你情况的人，我有听到你理直气壮地跟对方解释说：‘我这样是因为我有抽动症，我没有嗑药，你不要这样对我！’你很勇敢，对歧视和不理解能正面应对。”

“我上高铁后，我邻座的这个人就一直看着我，脸上满是鄙夷和不屑，非常不客气，也非常不礼貌。他应该不知道抽动症，那我就主动告诉他，后来他也有向我道歉。你知道吗？这样的事情对现在的我而言并不是坏事，在高铁上我主动向邻座解释的时候，对面座位的一个女乘客也一直在用鼓励的眼神看着我。我解释完并和邻座和解后，她还向我竖起了大拇指，我们俩下车后还彼此留了联系方式。现在遇到这样的事情，我一点儿都不发怵，我觉得，每一次遇到这种情况都是一次转化的机会。”

曾柏颖刚刚经历了在高铁上因为自己的抽动症被邻座不理解、不接纳的事情，下车后不久他便热情而激动地跟海夫人分享他因为抽动症又一次得到转化的事情。

“你真的是通过抽动症得到了转化，让生命因此更有能量，有的人就没有那么幸运。”海夫人一边聆听着曾柏颖的述说，一边肯定他的勇敢，和他交流感受，“我虽然没有抽动症，但是我同样是一个非常敏感的人，曾经思维活跃，想得特别多……所以，我是有和你们差不多的体会和感受的。”

“嗯，是这样的，一只鸟从我面前飞过去，我都会有一大堆的想法，会从这只鸟的结构一直联想到鸟的由来，从细胞、神经组织联想到鸟的品种等，真是浮想联翩。”曾柏颖兴奋地表达着，他的身体也在有力量地抽动着，喉咙里频繁地发出声响，“海夫人，你知道吗？平时我没有动得这么厉害，但是和你说话让我比较兴奋。你知道的，兴奋也会导致我们的症状多起来，这并不是说我不好，遇到特别懂我的人，我确实比较兴奋。你明白的，对吗？”

“是，我明白的。”海夫人回答道。

因懂得，而慈悲；因看见，而连接。

“你女儿要出远门吗？”

在北京，准备返程各自回家的时候，因为果果的高铁是早晨的，所以在天还没亮时，海夫人就起床送果果了。

海夫人和果果拖着行李箱到旅馆边的早餐店吃早餐，海夫人吃完替果果拉着行李站在店门口并留意网约车到了没有，果果则在店里面吃早餐。店伙计问海夫人：“你女儿要出远门吗？”海夫人回答说：“是。”

果果不是要出远门，而是已经出了远门要返回家。

“这怎么能说是一份礼物呢？”

某一天，一个母亲突然找海夫人，在QQ上。

“海夫人，谢谢你曾经对我儿子的开导，感谢你！我儿子已经走了，烧炭自杀的。我上了他的QQ，看到了你曾经跟他说的话，可惜，他还是没能扛住，想不开，走了。

“我很痛苦，我也不想活了，但是我不能走，因为我还有一个女儿。女儿还小，才9岁。

“儿子走的时候19岁，我是二婚，但两次婚姻都不幸福。儿子又有抽动症，得不到多少爱和关心，离婚后他爸爸基本就不管他，他说活着没意思……”

这样的小窗信息让海夫人感觉当时好像猛然被人打了一棒子。

那种感觉海夫人无法用言语描述，刚开始是晕的，然后是内疚，接着是拼命回忆，那么多的小窗信息，每天都有，她儿子的到底是哪个？

慢慢地，海夫人想起来了，曾经是有一个大学生找过海夫人。他刚大一，说自己有抽动症，太痛苦了，觉得为什么周围就唯独自己这样，唯独自己这么奇怪。

海夫人当时具体怎么回答的已经记不清楚了，但海夫人记得有告诉他，可以当作这是一份礼物，不要那么排斥。

海夫人也记得当时他回答说："这怎么能说是一份礼物呢？"

估计这个孩子因为想不明白，无法接纳，痛苦和纠结持续不断，最后选择了自杀。

压倒骆驼的最后一根稻草，通常会非常醒目，但是真正导致骆驼垮掉的并不是这根稻草，所以抽动症也许并不是真正的根源。

损毁和修复

我们先讲一个历史事件：

圆明园，坐落在北京西郊海淀区，与颐和园相邻。它始建于清康熙四十六年（1707年），再历经雍正、乾隆两朝终建成。它是清王朝历时150多年创建和经营的一座大型皇家宫苑，由圆明园、长春园、绮春园（同治年间改名为万春园）三园组成，有园林风景百余处，有“万园之园”之称。

1860年10月，圆明园遭到英法联军的洗劫和焚毁，被大火烧了整整三天三夜。

圆明园，继承了中国3000多年的优秀造园传统，既有宫廷建筑的雍容华贵，又有江南园林的婉约多姿，同时又汲取了欧洲的园林建筑形式，把不同的园林建筑风格融为一体，在整体布局上使人感到和谐完美，真可谓“虽由人作，宛自天开”。

圆明园有著名风景约40处，其传奇与神圣、宏伟与壮观之处是用文字与画笔都无法描述的。圆明园不仅以园林著称，而且也是一座收藏相当丰富的皇家博物馆。法国大作家雨果曾说："即使把我国所有博物馆的全部宝物加在一起，也不能同这个规模宏大而富丽堂皇的东方博物馆相媲美。"园内各殿堂内装饰有不计其数的紫檀木家具，陈列了许多国内外的稀有文物。园中文源阁是全国四大皇家藏书楼之一。园中藏有《四库全书》《古今图书集成》《四库全书荟要》等珍贵图书文物。

清王朝用150多年的时间创建了一个"万园之园"——圆明园，而英法联军毁掉这个"珍宝"却只用了多少时间呢？

从火烧圆明园这个历史事件中，我们可以看到的是创建的不易和毁坏的轻而易举。清朝创建它历时150多年，而英法联军毁掉它却只需要几天。一把火，烧了三天三夜，烧不尽的是那些断壁残垣，焚毁的是无数人的心血。

创建和毁坏无论从时间、付出和收获上都极不平等，一边是辛苦的付出、长久的累积才能形成，另一边是瞬间的摧毁。

谁都知道从前的戏子如果想要成为红角，那台上的一分钟，需要的是台下的三年功，甚至是十年功。任何事情，从建立、发展到初具规模都不是一朝一夕就能办到的。创建极其不易，那么蒸蒸日上的事业、庞大的建筑如果遭到毁损，修复它们又需要多少时间呢？而这个用了150多年建成的"万园之园"——圆明园，仅用几天就被烧毁后，如果要修复它，又到底需要多少时间呢？可能没有人能给出答案。

异常和回归

海夫人经常面对小“妥妥”的家长，他们最常发出的疑问是：“我已经照你说的做了，尽量让孩子放松，让孩子每天高高兴兴，为什么孩子还是出现了反复（孩子还是不见好）呢？”

刚开始，海夫人不知道怎么具体回答，海夫人总是说：“慢慢来，别急！”后来，海夫人说“冰冻三尺非一日之寒”，叫他们不要着急。但是，他们怎么可能不急呢？那些焦虑和着急的情绪常常像洪水一样泛滥。

海夫人常常说要找原因，找到导致自身内平衡失去的原因。海夫人找到了，从海夫人的父母甚至是海夫人的姥姥姥爷开始找。那轨迹早已经开始偏离，它不动声色，融入日常琐碎的生活中，如果不细心体会并用智慧分辨，你会毫无觉察。

海夫人的儿子初中学习生物课后有段时间对基因的形成、发展及影响特别感兴趣，回来常常会问海夫人一些问题或者发表一些自己的看法。

有一天，他认真地告诉海夫人：“妈妈，你知道吗？今天我们基因上一个微小的改变（例如一个微毫米的改变），在多年（例如100年或者更久）后会引发一个巨大的改变，就好比原始的出发点，只稍稍偏离一点点，甚至是无法觉察的一点点，将来所到达的位置可能会是天壤之别……”

那一天，儿子说了许多，边讲解边比画。他急切地希望海夫人明白，生活中任何一点小的改变，在当时可能是无关痛痒的，但是从长远来说意义非同一般。

儿子想要表达的，其实正是海夫人一直想要表达却不知用什么样的语言来表达才能更为清晰明了的。

海夫人总是在想，5年或者10年的积累导致的异常，有没有可能一两个月就修复好（回归正常）呢？

海夫人认为，一个5岁孩子身上所表现的或者尚未表现而隐藏着的问题，有可能不仅仅只是5年累积形成的，只是以孩子的年龄感受到的也只能是5年。但是，从孩子的父母、爷爷奶奶或者再往上追溯，这个问题的产生有可能就好比好多年前那个原始点的方向就已经改变或偏离，然后沿着偏离的方向一代代地跑到现在，直至问题的产生……

人类的天性和禀赋中就有心灵手巧的一面，对于被损坏的东西，人类会发挥能工巧匠的特性来修复，相信那些残损的东西在恒久爱心的接纳、包容下会被修复，会重新焕发新的光彩、新的生命。

海夫人工作的时候，曾经遇到过一个投缘的同事，比海夫人年长。那个时候海夫人工作没几年，而他已是一位工作多年的老同志。

海夫人从15岁开始进入一种特别糟糕并且痛苦的状态，情绪障碍严重，青春期抑郁症状明显。海夫人的人生以一种特别纠结、拧巴的状态开始，差不多每天都在想：我为什么是这样？我为什么这么痛苦？

毕业后进入工作单位，海夫人依旧是这个状态，每天脑子里都在不停地思考：我是怎么回事？这些痛苦从哪里来？

因为每天心情都很沉重，看起来心事重重，所以海夫人显得不合群，同事们看海夫人也像看一个怪人。

那位同事在刚调来时，却意外地不排斥、嫌弃海夫人。

后来通过接触，海夫人才了解到，其实他和海夫人一样，非常敏感，满脑子都是错综复杂的思维“剧情”，成长过程中也经历了一个旋涡，海夫人称之为“黑洞”。而他和海夫人对待旋涡或“黑洞”时的态度却完全不一样。

海夫人有些沉溺在旋涡中，拼了命地想知道这个旋涡是怎么回事，从哪里来。自从发现身心中有这么一个旋涡后，海夫人就不惜一切代价地去观察这个旋涡，努力往旋涡的中心走去，想要探究明白，并且想知道如何止住这个旋涡。因为这个旋涡不停地旋转产生的巨大吸力正吞噬着海夫人的生命和活力，对海夫人形成了巨大的内耗，干扰并影响海夫人的生活质量，所以海夫人想要弄明白其根源，并去面对解决。

而海夫人的这位同事不一样，他假装这个旋涡不存在，他不让自己闲下来。他用了一种很干脆的方式应付这样一种他不愿意接受的局面，他什么都做，打牌、抽烟、喝酒、开着摩托车疯了一样兜风……他用这些生活中的俗事填满自己生活所有的空档。他不仅自己这样做，还建议海夫人也这样做。他曾认真地告诉海夫人：“我了解你，因为我也是这样的，你不要想了，活一天是一天，让自己开心就好了。”

海夫人和他属于同类人，但不同的是海夫人努力观察，更深入地走进旋涡，找寻旋涡的秘密并直面旋涡；而他则选择拼命地逃离旋涡。海夫人和他用了不同的方式面对自己所遇到的人生课题。

海夫人是在一个大寒夜知道他已经不在的消息的，那个时候海夫人已经离开老家和原单位好几年了，因为许久没联系，海夫人便联系他，而回信息的却是他的妻子。

那天晚上，海夫人在冰冷的冬夜慌不择路地走着，浓浓的夜色中，四处弥散的寒意并不能抵消这突然传来的噩耗。这个世界还在以它的方式灿烂着，城市还在继续繁华，而他却走了，还不到50岁，因为肝癌。海夫人突然意识到属于他的那个旋涡一直都在他的心中，无论他怎么假装没看见。

海夫人突然回忆起他的样子，他每天的生活看上去过得丰富多彩，但在牌局、饭局上或侃大山时，他则容易激动，和人争论起什么总是眼睛瞪大、青筋暴起一副特认真的样子。

海夫人和他都是从上天那里收到旋涡的人，旋涡的存在干扰着我们，对我们的身心形成一个巨大的内耗。但海夫人比他要幸运，海夫人始终憋着劲儿，想要知道为什么。海夫人的内心始终有着光亮的指引，在这光亮的指引下，觉知自我，修复自我。只有当你内心的旋涡或“黑洞”被修复时，这个原本妨碍你、折磨你、损耗你的旋涡或“黑洞”才会在修复后发出巨大的能量，你也会因此得到重生。

磨难即菩提，生命中遇到的一切事情都看你怎么转化。

比如，海夫人遇到孩子的抽动症，海夫人用的是同样的方式，直接正面面对，努力地深入了解。海夫人知道了自己身心中的那个旋涡是怎么回事，因何而来；同样海夫人也知道了孩子的抽动症是怎么回事，因何而来。这些其实都是生命中的礼物。

当然，礼物不会凭空获得，需要淬炼修行转化而来。